P9-DWX-512

Qué hacer para tener dientes sanos

Fácil de leer • Fácil de usar

Sadie S. Mestman, D.M.D.
Ariella D. Herman, Ph.D.

Institute for Healthcare Advancement
501 S. Idaho St., Suite 300
La Habra, California 90631
(800) 434-4633
www.iha4health.org

Institute for Healthcare Advancement
501 S. Idaho Street, Suite 300
La Habra, California 90631

© 2007 Institute for Healthcare Advancement
Todos los derechos reservados.
No se podrá reproducir por ningún medio parte alguna de este libro sin el consentimiento
escrito del Institute for Healthcare Advancement.

Información de los catálogos publicados de la Biblioteca del Congreso
Mestman, Sadie S.
  Qué hacer para tener dientes sanos: fácil de leer, fácil de usar / Sadie S.
Mestman, Ariella D. Herman.
    p. cm.
  Incluye referencias bibliográficas e índice.
  ISBN 978-0-9720148-1-6 (rústica: papel alcalino)
 1. Los dientes—Cuidados e higiene—Obras populares. 2. La boca—Cuidados e higiene—
Obras populares. I. Herman, Ariella D. II. Título.
  RK61.M578 2004
  617.6'01—dc22

                                        2004004252

Impreso en los Estados Unidos de América.
10 09 08 07 5 4 3
ISBN: 978-0-9720148-1-6

A nuestros lectores

Este libro está escrito para ayudarle a usted en el cuidado de sus dientes y los de sus hijos. Se explica cómo cuidar los dientes todos los días y qué hacer en casos de emergencia. Hay páginas que cuentan sobre cómo comer correctamente, el cuidado de los dientes cuando se espera un bebé, y cómo ayudar a los hijos a cuidar sus dientes.

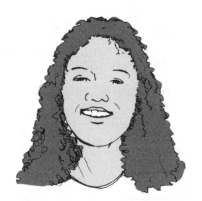

Los dientes sanos son muy importantes. Los dientes ayudan a masticar, hablar y sonreir. Si no cuida sus dientes, Usted se puede enfermar mucho. Use este libro para saber cómo mantener los dientes, la boca y las encías sanas.

Tómese un minuto ahora y complete los espacios en la pasta de adentro de este libro. Escriba los números de teléfono de su dentista, de su médico y de la farmacia. Lea las partes sobre emergencias y así podrá saber qué hacer si Usted o alguien de su familia tiene un accidente y se lastima la boca o los dientes. Guarde este libro en un lugar al alcance de la mano para poder leerlo cuando lo necesite.

Este libro fue escrito por un dentista y por un educador, y ha sido leído por dentistas y otras personas que cuidan la salud de la boca. Ellos están de acuerdo con la información de este libro y creen que es útil.

A nuestros lectores

Este libro no reemplaza la consulta con el dentista. Cada persona es diferente. Por eso, si Usted tiene dolor o preocupaciones con repecto a los consejos de este libro, hable con su dentista o su médico inmediatemente. Siempre haga lo que su dentista o su médico dicen. Y no olvide visitar a su dentista cada seis meses para asegurarse de que sus dientes y encías estén fuertes y sanas.

Contenido de este libro

1. Consejos de seguridad   **1**
- Consejos para la seguridad 2

2. La boca   **7**
- La boca 8
- Los dientes 9
- Las encías 12
- La lengua 14

3. Los dientes y las encías   **17**
- Las caries 18
- La gingivitis 20
- La enfermedad de las encías 22
- La placa dental 24
- El sarro dental 26

4. Cuidado y limpieza de los dientes   **29**
- El cepillo de dientes y cepillado 30
- La pasta de dientes 34
- El hilo dental 36
- Los enjuagues bucales 39
- El limpiador de lengua 41
- El mal aliento 42

Contenido de este libro

5. **Una dieta saludable**   **45**
   - Una dieta saludable   46
   - Las vitaminas y los minerales   49
   - El fluoruro (flúor)   52

6. **El embarazo**   **55**
   - El embarazo   56
   - La alimentación correcta durante el embarazo   58
   - Las encías durante el embarazo   61
   - Las caries durante el embarazo   63
   - Dolor de muelas durante el embarazo   65

7. **Los dientes de su hijo/a**
   (del nacimiento hasta los cinco años)   **67**
   - El cuidado de los dientes de su bebé   68
   - Caries en la infancia   71
   - El fluoruro y los dientes de su bebé   74
   - Una visita al dentista   76
   - La dentición   78
   - Los chupones y los dedos pulgares   80
   - Accidentes de los dientes   83
   - Enfermedad de pie-mano-boca   85

8. **Los dientes de su hijo/a**
   (edades: seis a once años)   **87**
   - Los molares de los seis años   88

Contenido de este libro

- Pérdida de los dientes de leche   91
- Pérdida muy temprana de los dientes de leche   93
- Dientes de adulto (permanentes)   95
- Los selladores   98
- La mala mordida   100
- Los protectores bucales para deportes   103
- Ulceras de la boca (llagas)   106
- Ulceras por herpes simple   108
- El fumar pasivamente y los dientes de los niños   110

9. Los dientes de su hijo/a adolescente (edades: doce a dieciocho años)   113

- Cuidado general para los dientes de los adolescentes   114
- Los frenillos   116
- Las muelas de atrás (del juicio)   118
- Los problemas con la alimentación   120
- Las perforaciones en el cuerpo   123
- El tabaco sin humo   125
- El tabaco para fumar   127

10. Adultos   129

- Los rellenos dentales   130
- Los dientes faltantes   132
- Las coronas   135
- Los puentes   138
- Tratamiento del nervio   140

Contenido de este libro

- Las dentaduras postizas parciales móviles 143
- Las dentaduras postizas 146
- El dolor de la quijada 149
- Resequedad en la boca 151

11. Emergencias 155
- Los dientes caídos 156
- Los dientes astillados o rotos 159
- Los frenillos rotos 162
- La mordedura de labios, mejillas o lengua 164
- La infección dental 166
- La pericoronitis 168
- La comida atascada entre los dientes 171

12. Las enfermedades y los dientes 173
- Las enfermedades y los dientes 174
- Otras infecciones 177
- Si Usted tiene un problema del corazón o una coyuntura artificial 179
- Las enfermedades del corazón y la boca 181

Lista de palabras 183

Contenido de este libro de la A a la Z 191

Personas a las que queremos agradecer 197

Consejos de seguridad 1

Apuntes

_____

_____

_____

_____

_____

_____

_____

_____

_____

_____

_____

_____

_____

_____

Consejos de seguridad

¿Qué son?

Los consejos de seguridad son cosas que Usted puede
hacer para mantener su boca, dientes y encías seguros.
También haga estas cosas para mantener a sus niños
seguros . Usted puede lastimar sus dientes y encías por no
mantenerse seguro. Sus dientes y encías le ayudan a hablar
y comer, por eso debe cuidarlos bien.

¿Qué puedo hacer para mantener seguro a mi bebé o a mi hijo pequeño?

- Los niños sólo deben usar el cepillo de dientes en el
  lavabo. Nunca les permita caminar o correr con un
  cepillo de dientes.

- No trague pasta de dientes o enjuagues bucales. Si un
  niño traga una gran cantidad de pasta de dientes o
  enjuague bucal, llame al centro local para el control de
  intoxicaciones.

- No les permita a los niños pequeños jugar con hilo
  dental, cepillos de dientes, pasta de dientes o enjuagues
  bucales.

- Mire a sus hijos cuando se cepillan los dientes. Utilice
  sólo una pequeña porción de pasta de dientes (del
  tamaño de un chícharo). Asegúrese de que escupan la
  pasta de dientes.

Consejos de seguridad

- Coloque cerraduras de seguridad en los armarios que contengan enjuagues bucales, pasta de dientes o cualquier medicamento o limpiador que su bebé pueda alcanzar.

- No frote alcohol ni geles o ungüentos en las encías para aliviar el dolor de la dentición de su bebé. Dé a su bebé una mordedera seguro (vea la página 78). No le dé una mordedera que tenga líquido dentro.

- Si Usted le da a su bebé un chupón, asegúrese de que no esté roto o desgarrado. Su bebé podría tragar un pedazo del chupón y ahogarse.

- Nunca coloque nada, por ejemplo un chupón o una mordedera alrededor del cuello de su hijo/a. Podría estrangular al niño.

Para prevenir los accidentes antes de que sucedan:

- Use correctamente un asiento de seguridad para bebés o niños en el automóvil todo el tiempo. Pregúntele a su enfermera si no está seguro.

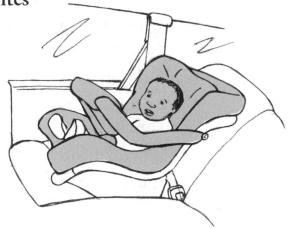

Consejos de seguridad

- Los niños pequeños deberán viajar en un asiento de seguridad colocada mirando hacia la parte trasera del automóvil hasta que cumplan un año de edad o pesen como mínimo 20 libras.

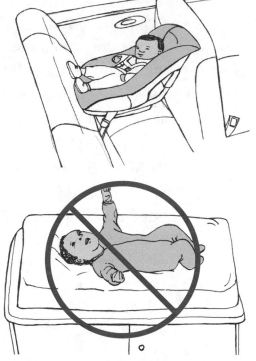

- Mantenga siempre una mano sobre el niño cuando éste se encuentre en una mesa de cambiar, una cama o una silla. Su hijo podría voltearse y caerse.

- **Mantenga los tóxicos en sitios donde su bebé no los pueda ver o tocar. Todas estas cosas pueden ser tóxicas o venenosas:**

  - Productos de limpieza
  - Pintura
  - Diluyente para pintura (thinner)
  - Medicamentos
  - Artículos de salud y maquillaje
  - Pasta de dientes
  - Enjuagues bucales

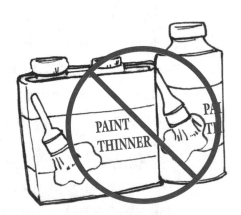

- Utilice cerraduras de seguridad en los armarios.

Consejos de seguridad

- Utilice puertas para niños en la parte de arriba y de abajo de las escaleras.

- Baje el nivel del colchón de la cuna. De este modo, su bebé no se caerá ni trepará hacia afuera.

- No deje al alcance del niño cordones de cortinas, de persianas ni cables eléctricos. Utilice tapas de enchufes en todos los toma-corrientes.

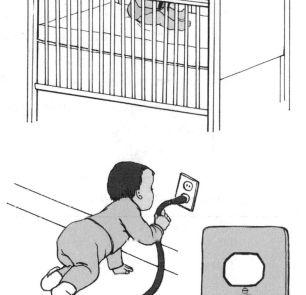

- Mantenga a su niño alejado de la comida de las mascotas. Nunca deje a su niño acercarse a una mascota cuando está comiendo.

- Utilice un cinturón de seguridad o un asiento para niños si Usted coloca a su hijo en un carro de supermercado. Nunca se aleje de su hijo cuando utiliza un carro de supermercado.

- No permita que su niño camine o corra con objetos puntiagudos en sus manos.

- No permita que su niño camine o corra con un cepillo de dientes en la boca.

¿Qué puedo hacer para mantener a mi hijo seguro cuando practica deportes?

- Asegúrese de que su hijo/a use un protector bucal y un casco cuando practica la mayoría de los deportes. Esto es importante porque su hijo/a podría caerse, golpearse o chocar con otro niño. Estos deportes incluyen el baloncesto, béisbol, fútbol americano, *lacrosse*, hockey, hockey sobre césped, gimnasia, boxeo, fútbol, *skateboarding*, patineta, o ciclismo.

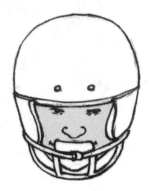

La boca

Apuntes

_____

_____

_____

_____

_____

_____

_____

_____

_____

_____

_____

_____

La boca

¿Qué es?

La parte de la cara que se usa para hablar. También se usa para masticar los alimentos y tragar.

¿Qué veo?

- En la boca se ven los dientes, las encías y la lengua.

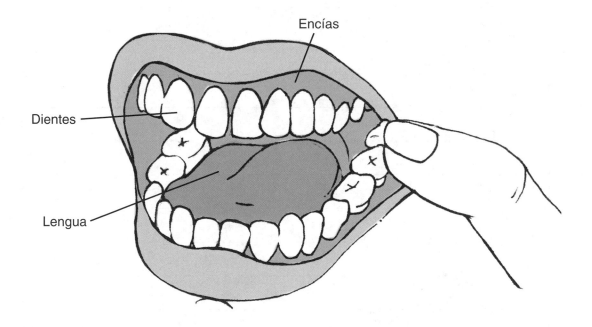

Los dientes

¿Qué son?

Las partes blancas y duras de la boca. Se usan para morder y masticar los alimentos.

¿Qué veo?

- Los cuatro dientes delanteros de la boca se llaman incisivos. Se usan para morder los alimentos y cortarlos.

Incisivos

Bicúspides

Caninos

Molares

- Los dientes a cada costado de los cuatro dientes delanteros se llaman caninos o también colmillos. Se usan para rasgar y desgarrar los alimentos duros.

- Los bicúspides son los dos dientes detrás de los caninos. Se usan para masticar los alimentos.

- Los dientes de atrás se llaman molares. Se usan para masticar y moler a los alimentos en trozos pequeños y tragarlos.

¿Qué puedo hacer en casa?

- Cuide bien los dientes.
- Cepíllese los dientes al menos dos veces por día. El momento más importante para lavarse los dientes es justo antes de ir a dormir.
- Coma alimentos que sean buenos para Usted y sus dientes (vea la página 46).
- Use un protector bucal si practica un deporte en el que Usted podría lastimarse los dientes (vea el capítulo 8).
- Limite los alimentos con mucha azúcar, como los dulces. Tambien limite los alimentos que se convierten en azúcar.
- Visite al dentista cada seis meses.
- Lea este libro para aprender como mantener sus dientes saludables.

¿Cuándo debo llamar al dentista?

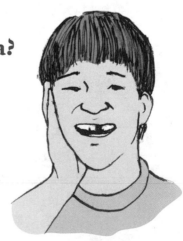

- Visite al dentista cada seis meses aún cuando sus dientes no le duelan.
- Si Usted tiene dolor en la boca o en los dientes.
- Si Usted se lastima o se le rompe un diente.

¿Qué más debo saber?

- Usted tiene 2 juegos de dientes en su vida.

  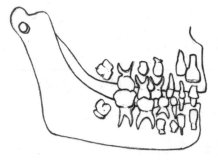

  - El primer juego se llama "dientes de leche". Estos dientes se caerán. Aunque estos dientes se caigan, Usted necesita mantenerlos saludables.

  - Su segundo juego de dientes se llama "dientes definitivos o permanentes". Si Usted perdiera un diente permanente o se lo sacaran, no crecerá otro en su lugar.

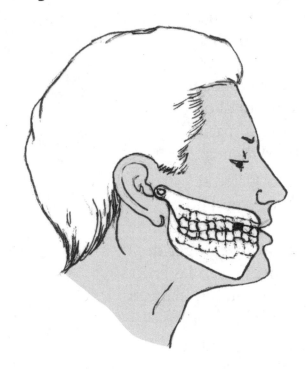

Las encías

¿Qué son?

Es la parte rosada alrededor de los dientes.

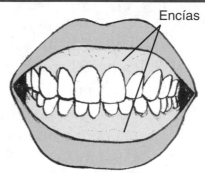

Encías

¿Qué veo?

- La mayoría de las encías son rosadas y carnosas. También pueden ser rojas o color café.

¿Qué puedo hacer en casa?

- Cuidar sus dientes y encías. Cepíllese los dientes al menos dos veces por día y limpiese todos los días con un hilo dental los espacios entre los dientes.

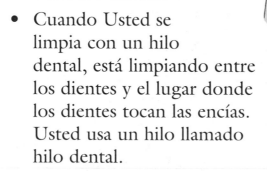

- Cuando Usted se limpia con un hilo dental, está limpiando entre los dientes y el lugar donde los dientes tocan las encías. Usted usa un hilo llamado hilo dental.

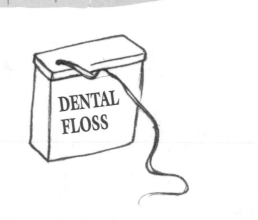

- Aprenda más sobre la limpieza con hilo dental en la página 36.

¿Cuándo debo llamar al dentista?

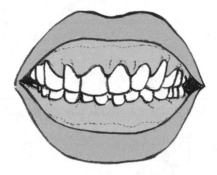

- Cuando las encías se hinchan o abultan.
- Si las encías se ponen muy rojas.
- Si las encías duelen o sangran.
- Para hacer una cita con el dentista cada seis meses aún cuando sus dientes y encías no le duelan.

¿Qué más debo saber?

- El hueso que está debajo de las encías ayuda a mantener los dientes en su lugar.
- Mantenga a sus dientes y encías sanos para mantener a su cuerpo sano.

La lengua

¿Qué es?

La lengua es el músculo que se
mueve en la boca. Ayuda a
sentir el gusto de los alimentos
y a tragarlos. La lengua le ayuda
a Usted a hablar.

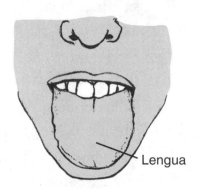

Lengua

¿Qué veo?

- La lengua de cada persona
  es diferente.
    - Algunas lenguas son
      suaves y rosadas.
    - Algunas tienen grietas
      hondas o rajaduras.
    - Algunas parecen un mapa
      con marcas blancas.

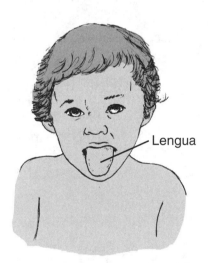

Lengua

¿Qué puedo hacer en casa?

- Mantenga su lengua limpia y sana al
  igual que a sus dientes y encías.
- Usted puede usar un cepillo de
  dientes o un raspador de
  lengua para limpiar su
  legua. (vea la página 41).

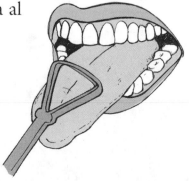

La lengua

¿Cuándo debo llamar al dentista?

- Si Usted ve manchas rojas o blancas en la lengua. Estas manchas pueden estar en la parte de arriba, la de abajo o a los costados. Llame a su dentista aunque estas manchas no duelan.

- Si su lengua se ve o se siente diferente.

- Si le duele la lengua.

¿Qué más debo saber?

- Algunas personas tienen una lengua que parece el mapa de un país y se llama lengua geográfica.

  - Su lengua tendrá manchones rojos con bordes blancos.

  - La parte central de la lengua puede ser más roja que el resto de la lengua.

  - Esto no causa dolor.

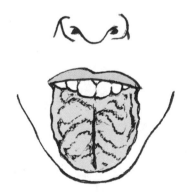

- Algunas personas tienen la lengua con surcos. Esto se llama lengua fisurada.

  - Su lengua puede lucir arrugada. Puede tener canaletas profundas y superficiales.

  - Algunas personas nacen con esto. No desaparece.

  - No se puede contagiar de otra persona.

  - Esto no causa dolor.

Los dientes y las encías 3

Apuntes

_____

_____

_____

_____

_____

_____

_____

_____

_____

_____

_____

_____

_____

Las caries

¿Qué son?

Una caries es un agujero en un diente. Se llama también diente con caries. Esto ocurre cuando el diente se pudre.

¿Qué veo?

- Una caries puede verse más blanca que el resto de los dientes.
- Usted puede ver un agujero negro, color café o amarillo.
- Su dentista puede necesitar una radiografía (rayos X) del diente para ver la caries.

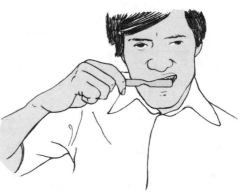

¿Qué puedo hacer en casa?

- Cepíllese los dientes al menos dos veces al día.
  - Utilice un cepillo de dientes y pasta de dientes.
  - Cepíllese cuando Usted se despierta en la mañana y antes de ir a dormir en la noche.
- Limpie sus dientes con hilo dental al menos una vez al día.

Las caries

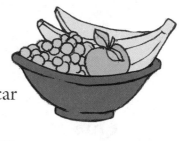

- Coma alimentos que sean buenos para Usted (vea la página 46).

- No coma demasiados bocadillos con azúcar o comidas que se convierten en azúcar.

- Usted no puede arreglar una caries en casa. Visite a su dentista si cree que tiene una caries.

¿Cuándo debo llamar al dentista?

- Para hacer un chequeo cada seis meses para asegurarse de que no tiene caries.

- Si su diente duele cuando come cosas calientes, frías o dulces.

- Si su diente duele cuando mastica.

- Si la comida se atasca en el diente y no puede sacarla.

¿Qué más debo saber?

- Los alimentos que tienen azúcar o se convierten en azúcar causan caries. Algunos de estos alimentos son las uvas pasas, los pasteles, los dulces, y los jugos.

- Los gérmenes viven en la boca. Estos utilizan el azúcar para vivir y producen un ácido que hace un agujero en el diente.

- Usted puede tener una caries a cualquier edad.

- Puede suceder que una caries no cause dolor hasta que sea grande. Esta es otra razón para visitar al dentista cada seis meses.

La gingivitis

¿Qué es?

Una enfermedad de las encías alrededor de los dientes.

¿Qué veo?

- Sus encías pueden verse rojas e inflamadas.
- Pueden sangrar fácilmente y sentirse sensibles.
- Las encías pueden enfermarse de gingivitis cuando hay mucha placa alrededor del diente.

¿Qué puedo hacer en casa?

- Lávese los dientes al menos dos veces por día y límpieselos al menos una vez al día con hilo dental.
- Una vez al día dese un tiempo extra para masajear las encías con un cepillo suave.
- Humedezca su cepillo con agua tibia y haga masajes suaves en la línea de las encías con las cerdas del cepillo. Las encías pueden estar un poco sensibles y Usted puede notar que sangran al principio. No tenga miedo. Sólo continúe masajeando las encías y limpiando la placa.
- Enjuáguese con ½ vaso de agua tibia con ½ cucharadita de sal. Esto ayuda a que desaparezca la hinchazón.
- Sus encías estarán mejor en aproximadamente dos semanas.

¿Cuándo debo llamar al dentista?

- Si las encías no mejoran luego de dos semanas.

- Si sus encías sangran mucho y están muy sensibles.

- Pida una chequeo cada seis meses. Su dentista revisará los dientes y los limpiará. Esto ayudará a que las encías se mantengan saludables.

¿Qué más debo saber?

- Los hábitos de alimentación saludables ayudan a mantener las encías saludables (vea pág. 46).

- El cepillado de los dientes y los masajes de las encías mantienen saludables a las encías.

- Algunas enfermedades pueden causar serios problemas en las encías. Su dentista puede enviarle a consultar a su médico si las encías no se curan.

La enfermedad de las encías

¿Qué es?

Una enfermedad (infección) de las encías y de los huesos que mantienen a los dientes en su lugar.

¿Qué veo?

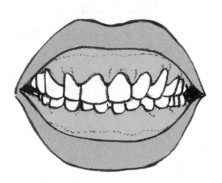

- Sus encías pueden verse rojas e inflalmadas. Pueden doler y sangrar fácilmente.
- Puede ocurrir que Usted no vea o sienta una enfermedad de las encías hasta que las encías y el hueso estén muy lastimados.

¿Qué puedo hacer en casa?

- Parar la enfermedad de las encías antes de que comience.
- Cepillarse los dientes al menos dos veces por día y limpie todos los días con un hilo dental los espacios entre los dientes.
- Dejar de fumar.

¿Cuándo debo llamar al dentista?

- Si Usted cree que tiene la enfermedad de las encías. El dentista puede tratarlo.

La enfermedad de las encías

- Si siente un diente flojo o nota un espacio entre los dientes y las encías.

- Si las encías duelen, están hinchadas o sangran.

- Si le toca el chequeo de cada seis meses. El dentista revisará si Usted tiene la enfermedad de las encías y limpiará sus dientes. Esto ayudará a que las encías se mantengan sanas.

¿Qué más debo saber?

- El dentista o el higienista dental medirá el espacio entre los dientes y las encías.

- Hay un pequeño bolsillo (espacio) entre el diente y la encía en la línea de la encía.

  - Un bolsillo saludable no es profundo.

  - Un bolsillo profundo contiene más gérmenes. Es más difícil de limpiar.

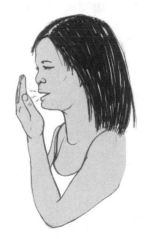

- Sus dientes pueden aflojarse si Usted no se cuida de la enfermedad de las encías. Puede suceder que el dentista tenga que sacarle los dientes.

- La enfermedad de las encías puede causar mal aliento.

La placa dental

¿Qué es?

La placa dental es una capa blanda y pegajosa de gérmenes que se encuentra en las encías y dientes. Puede sentirse velludo. Está formada por gérmenes, saliva, azúcares y almidón de los alimentos. Siempre se forma y crece en la boca.

¿Qué veo?

- Es difícil ver la placa dental. Puede tener el mismo color que sus dientes.
- El dentista puede darle una pastilla masticable que tiñe la placa de color rosa o púrpura para poder verla.

¿Qué puedo hacer en casa?

- Cepíllese los dientes al menos dos veces por día y límpiese todos los días con un hilo dental los espacios entre los dientes para quitar la placa.
- Limite los bocadillos con mucha azúcar y las comidas que se convierten en azúcar.

¿Cuándo debo llamar al dentista?

- Si Usted necesita ayuda para cepillarse y limpiarse los dientes con el hilo dental correctamente.
- Para hacer una cita cada seis meses.

La placa dental

¿Qué más debo saber?

- La placa dental causa caries, gingivitis y la enfermedad de las encías.

- Puede causar mal aliento.

- El uso de enjuagues bucales solamente no puede quitar la placa dental.

El sarro dental

¿Qué es?

El sarro dental es esa cosa dura que se forma encima de los dientes. Está formado por los minerales de la saliva. También se le llama cálculo. Si la placa dental no se quita, se puede transformar en sarro dental.

¿Qué veo?

- Se puede ver una cosa dura, como una costra sobre el diente, en la línea de las encías debajo de los dientes delanteros de abajo

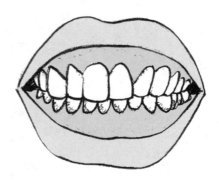

¿Qué puedo hacer en casa?

- Cepíllese los dientes al menos dos veces por día y límpiese todos los días con un hilo dental los espacios entre los dientes. El dentista o el higienista dental deben quitar el sarro.

- El dentista puede decirle que use una pasta dental o un enjuague bucal "para controlar el sarro" si Usted tiene mucho sarro.

El sarro dental

¿Cuándo debo llamar al dentista?

- Usted necesita un chequeo y una limpieza cada seis meses. La limpieza quita el sarro.

¿Qué más debo saber?

- Los gérmenes viven y crecen en el sarro.
- El sarro debajo de la línea de las encías puede causarle la enfermedad de las encías.
- El cepillado no quita el sarro.

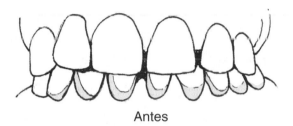

Antes

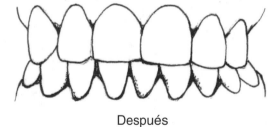

Después

Cuidado y limpieza de los dientes 4

Apuntes

El cepillo de dientes y cepillado

¿Qué es?

Es un cepillo pequeño con un mango largo. El cepillo es lo suficientemente pequeño como para introducirlo en la boca y limpiar los dientes.

¿Sabía usted?

- Un cepillo puede tener cerdas suaves, medianas o duras.
- Las mejores cerdas son las blandas. La palabra "blando" ó "suave" aparecerá en la caja o en el cepillo.
- Las cerdas medianas o duras pueden lastimar los dientes y las encías.

¿Cómo uso un cepillo de dientes?

- Sostenga el cepillo por el mango. Humedezca las cerdas. Coloque un poco de pasta de dientes sobre las cerdas. Los niños sólo deben usar una pequeña porción de pasta de dientes (del tamaño de un chícharo). Cepille suavemente los dientes y encías con el cepillo de dientes.

El cepillo de dientes y cepillado

- Cepille los tres lados de los dientes.

  - El lado de la mejilla (más cerca de la mejilla) y el labio

  - El lado de la lengua (más cerca de la lengua)

  - El lado de masticar (el lado que mastica los alimentos)

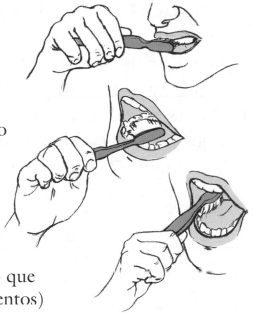

- Cepíllese los dientes cuando se despierta en la mañana y antes de ir a dormir en la noche.

- Sostenga el cepillo en un ángulo de 45 grados.

- Cepille los lados de sus dientes y la línea de las encías suavemente. Mueva el cepillo en pequeños círculos.

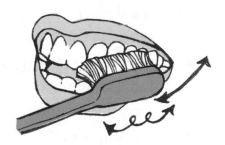

- Coloque el cepillo contra el lugar donde los dientes muerden. Cepille hacia atrás y hacia adelante con el cepillo.

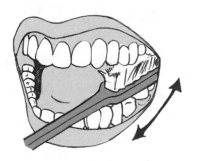

- Asegúrese de cepillar la parte de atrás de los dientes delanteros. Gire el cepillo en distintas direcciones para alcanzar cada diente.

- Asegúrese de cepillar cada lado de sus dientes y encías.

- Cepille sus dientes durante tres minutos.

- Hágase la prueba. Use un reloj para ver por cuánto tiempo se cepilla. Usted puede cepillarse mientras escucha una canción entera en la radio.

¿Qué más debo saber?

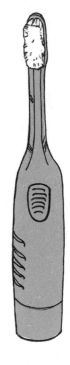

- Un cepillo suave y redondeado no rayará sus dientes ni lastimará sus encías.

- El cepillo que se mueve con la mano es el cepillo manual.

- Algunos cepillos usan baterías. Algunos son eléctricos. Se llaman cepillos de dientes eléctricos. La energía de las baterías hacen girar a las cerdas y ayudan al cepillado.

- Los cepillos eléctricos son buenos si Usted no puede sostener o controlar un cepillo manual.

- No comparta el cepillo de dientes con nadie, ni siquiera un miembro de su familia.

- Usted puede pasar los gérmenes si comparte su cepillo de dientes.

El cepillo de dientes y cepillado

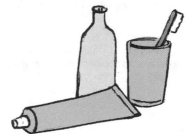

- Después de cepillar los dientes, enjuague su cepillo de dientes y colóquelo parado para que se seque.

- Los adultos deben cambiar su cepillo de dientes cada tres meses o antes si las cerdas comienzan a perder su forma. Estas pueden perder su forma rápidamente si Usted no se cepilla correctamente.

- Los niños necesitan un cepillo de dientes nuevo con más frecuencia que los adultos. Gastan sus cepillo de dientes con más rapidez. Cambie el cepillo de dientes de su hijo cuando las cerdas estén gastadas o cada cuatro meses, lo que ocurra primero.

- Cambie su cepillo de dientes después de estar enfermo. De ese modo, Usted no se enfermará nuevamente debido a los gérmenes que todavía están en su cepillo.

- Los niños y los adultos usan distintos tamaños de cepillos de dientes. Los niños tienen bocas y dientes más pequeños.

- Es necesario quitar todos los restos de alimentos de los dientes antes de ir a dormir a la noche. No coma bocadillos después de cepillarse los dientes en la noche.

- Pregúntele a su dentista si no está seguro de qué clase de cepillo de dientes es mejor para Usted.

La pasta de dientes

¿Qué es?

La pasta de dientes es lo que uno coloca en su cepillo para ayudar a quitar los gérmenes de la boca. La pasta de dientes viene en tubos o frascos.

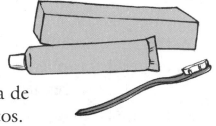

Ayuda a limpiar los dientes y quita las manchas. También previene las caries. Las caries son agujeros en los dientes.

¿Cómo debo usar la pasta de dientes?

- Apriete el tubo. Coloque una pequeña cantidad de pasta de dientes (del tamaño de un chícharo) en las cerdas de su cepillo de dientes. Déle a los niños menores de seis años una cantidad más pequeña, el tamaño de un chícharo muy pequeño.

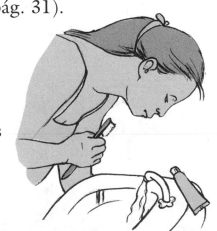

- Cepille correctamente (vea la pág. 31).

- La pasta de dientes debe hacer espuma (hacer pequeñas burbujas o jabonaduras) que cubra todos los dientes.

- Escupa toda la pasta de dientes cuando haya terminado el cepillado.

- Enjuáguese la boca con agua para quitar toda la pasta de dientes. No trague la pasta de dientes.

- Enjuague su cepillo.

- Cepille sus dientes otra vez sin pasta de dientes para quitar los restos de pasta que hayan quedado. Escupa y enguaje con agua otra vez.

¿Qué más debo saber?

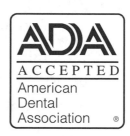

- Si Usted es adulto o tiene la edad suficiente como para saber cómo escupir, puede usar pasta de dientes con fluoruro (flúor).

  - El fluoruro (flúor) es un mineral especial. Los minerales están en la naturaleza.

  - El mineral fluoruro (flúor) hace que los dientes sean más fuertes.

  - Ayuda a evitar las caries en los dientes.

- Los niños que no tienen la edad suficiente para escupir no deben usar pasta de dientes con fluoruro (flúor).

- Use pasta de dientes con fluoruro (flúor) aceptadas por la Asociación Dental Estadounidense (*American Dental Association*). Tendrá dichas palabras o la frase "ADA Accepted" (Aceptado por ADA) en la caja.

El hilo dental

¿Qué es?

El hilo dental es un hilo que se usa para limpiar los espacios entre los dientes. También se lo llama seda dental.

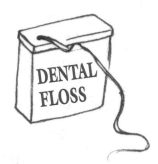

¿Sabía usted?

- El hilo dental limpia los lugares que el cepillo no puede alcanzar.

- Limpia entre los dientes y debajo de las encías para quitar los gérmenes que causan las caries y la enfermedad de las encías.

- El hilo dental quita los gérmenes de entre los dientes. Estos gérmenes causan caries.

- Quita los gérmenes que causan la enfermedad de las encías (encías hinchadas).

- Los hilos dentales son de distintas clases. Se pueden usar todos los tipos de hilo.

  - Algunos hilos dentales son anchos como una pequeña cinta. El hilo dental ancho es bueno si Usted tiene grandes espacios entre los dientes.

  - Algunos hilos dentales son de tipo fino y se usan para los espacios más pequeños.

El hilo dental

- Algunos hilos dentales tienen cera. Esto hace que el hilo dental se deslice más fácilmente por los espacios pequeños entre los dientes.
- Algunos hilos dentales tienen sabor a menta.
- Algunos hilos dentales vienen en un porta hilo.

¿Cómo debo usar el hilo dental?

- Tome aproximadamente 18 pulgadas de hilo dental de la caja, o el largo desde la punta de sus dedos hasta el codo. La caja deberá tener una punta afilada para cortar el hilo dental después de sacarlo.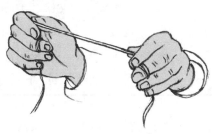

- Envuelva su dedo medio (el tercero) de cada mano con el hilo dental suavemente.

- Separe sus manos aproximadamente una pulgada. Sostenga el hilo entre las manos en una línea recta.

- Use su dedo índice (el segundo) para deslizar el hilo dental suavemente entre los dientes. Mueva el hilo hacia adelante y hacia atrás hasta que toque la encía suavemente.

- Mueva el hilo dental suavemente y no con demasiada profundidad. Nunca empuje el hilo dental con demasiada fuerza. Usted puede cortar sus encías.

- Deslice el hilo dental formando una C para seguir la forma del diente. Mueva el hilo dental hacia arriba y hacia abajo.

El hilo dental

- No frote el hilo dental de lado a lado como si lustrara sus zapatos.

- Siga la línea del diente. Mueva el hilo dental hasta el punto justo debajo de la línea de las encías. Mueva el hilo dental lenta y suavemente.

- Si Usted usa un porta hilo, pregúntele a su dentista o a su higienista dental cómo usarlo.

- Asegúrese de pasar el hilo por detrás del último diente de cada lado.

¿Qué más debo saber?

- La limpieza con hilo dental es tan importante como cepillarse los dientes.

- Usted debe limpiar sus dientes con hilo dental al menos una vez al día.

- La limpieza con hilo dental puede hacer que sus encías sangren un poco al principio.

- Las encías pararán de sangrar y sanarán.

- Si las encías no paran de sangrar o duelen mucho, llame a su dentista.

- La limpieza con hilo dental toma 2 ó 3 minutos. No se apresure.

- La limpieza con hilo dental puede ser difícil de hacer. No se rinda. Puede llevar dos semanas aprender bien a hacer la limpieza con hilo dental.

- Si es muy difícil usar los dedos, intente con un porta hilo.

Los enjuagues bucales

¿Qué es?

El enjuague bucal es un líquido. (Se puede verter.) Se agita en el interior de la boca y luego se escupe. Ayuda a quitar los gérmenes. Puede hacer que el aliento huela mejor.

¿Cómo debo usar el enjuague bucal?

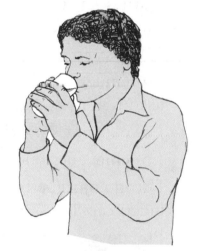

- Eche una pequeña cantidad de enjuague bucal en una taza y luego colóqueselo en la boca.

- Agítelo en la boca durante 30 segundos y luego escúpalo.

- Use el enjuague bucal antes del hilo dental y del cepillado. O puede enjuagarse con agua sola luego de la limpieza con el hilo dental y el cepillado.

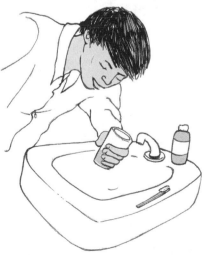

Los enjuagues bucales

¿Qué más debo saber?

- Nunca se trague el enjuague bucal.

- El enjuague bucal puede enfermar a los niños si se lo tragan. Si Usted cree que un niño ha tragado enjuague bucal, llame al centro local para el control de intoxicaciones inmediatemente.

- La mayoría de los enjuagues bucales tienen alcohol para matar a los gérmenes de la boca. Algunos enjuagues bucales no contienen alcohol. La etiqueta dice "Alcohol-free." (Sin alcohol).

- Sólo use enjuagues bucales si Usted puede escupir.

- Los enjuagues bucales ayudan a limpiar la boca si se usan frenillos (alambres que enderezan los dientes).

- Los enjuagues bucales vienen en distintos sabores.

- Los enjuagues bucales solos no limpian los dientes.

- Use el enjuague bucal primero, luego el hilo dental y luego cepíllese.

- Pregúntele a su dentista si Usted debe usar enjuagues bucales.

El limpiador de lengua

¿Qué es?

El limpiador de lengua es como
un pequeño rastrillo de plástico. Se usa
para limpiar la parte superior de la lengua.

¿Cómo uso un limpiador de lengua?

- Sostenga el mango y coloque el limpiador a lo largo de la lengua hasta la parte trasera.
- Mueva el limpiador de lengua suavemente hacia la parte delantera de la lengua. Enjuáguelo.
- Hágalo nuevamente, como si Usted barriera hojas en su patio.

¿Qué más debo saber?

- Debe llegar bien hasta el fondo de la parte de arriba de la lengua para limpiarla.
- Luego de dos semanas, Usted estará acostumbrado al limpiador de lengua.
- El limpiador de lengua ayuda a detener el mal aliento. Quita los gérmenes de la lengua.
- Algunas personas cepillan sus lenguas con un cepillo de dientes. Esto está bien.
- No frote demasiado fuerte ni llegue demasiado atrás.
- No haga sangrar la lengua. Hágalo suavemente.

El mal aliento

¿Qué es?

El mal aliento es un olor feo
que sale de la boca.
También se puede notar un
sabor feo en la boca.

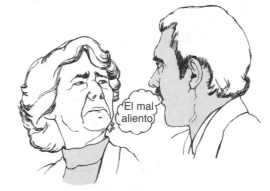

El mal
aliento

¿Qué huelo?

- El mal aliento puede oler a
  huevos podridos.

- Usted no siempre notará
  cuando tiene mal aliento. Se
  lo puede decir otra persona.
  Puede suceder que no lo
  pueda oler usted mismo.

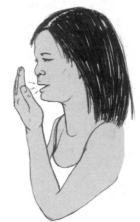

¿Qué puedo hacer en casa?

- Cepille sus dientes al menos dos veces al día
  y limpie diariamente los espacios entre los
  dientes con hilo dental. Los gérmenes de
  la boca pueden causar mal aliento.

- Use un limpiador de lengua dos
  veces al día para limpiar la lengua.
  La lengua es como una alfombra.
  La mayoría de los gérmenes que
  causan mal aliento están en la lengua.

- La mayoría de los enjuagues bucales no quitarán el mal aliento. Sólo lo esconderán por quince minutos.

- Usted puede evitar algunas cosas que causan mal aliento como por ejemplo el tabaco, el alcohol, las cebollas, el ajo y algunas comidas muy condimentadas.

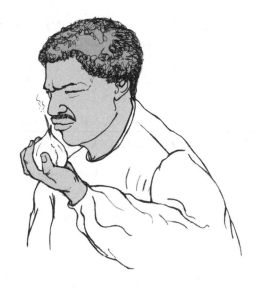

¿Cuándo debo llamar al dentista?

- Llame al dentista si Usted cree que tiene un problema con el mal aliento. El dentista revisará si el mal aliento proviene de una infección de un diente o de los gérmenes de la lengua. El dentista puede recomendarle que Usted vea a un médico si él/ella cree que el mal aliento no proviene de su boca.

¿Qué más debo saber?

- Si Usted no limpia bien sus dientes con hilo dental o no se cepilla bien, los alimentos se pueden quedar en la boca, juntar gérmenes y causar mal aliento. Los alimentos que quedan entre los dientes, sobre las encías o sobre la lengua pueden pudrirse y causar mal aliento.

- Si Usted tiene dentaduras postizas, los alimentos viejos que quedan en las dentaduras pueden causar mal aliento.

El mal aliento

- Uno de los primeros síntomas de la enfermedad de las encías es el mal aliento.

- La mayoría de las veces el mal aliento es causado por los gérmenes de la lengua. A veces, sin embargo, proviene de los pulmones, del estómago o de alguna otra parte del cuerpo.

- Algunas de las otras causas del mal aliento son las caries, una muela del juicio que está creciendo, los medicamentos que una persona toma o la resequedad en la boca.

- La saliva lava algunos de los gérmenes de la boca. Cuando dormimos por la noche, no tragamos y no nos lavamos los gérmenes de la boca. La boca se puede secar por la noche. Cuando nos despertamos en la mañana, podemos tener mal aliento porque no hay saliva y hay más gérmenes.

- La mayoría de los enjuagues bucales no funcionan por mucho tiempo, pero un enjuague bucal con dióxido de cloro, aceites esenciales o cloruro de zinc puede dar un mejor resultado.

- Los diabéticos que no tienen control del azúcar en su sangre pueden tener mal aliento.

- Los niños y los adolescentes pueden ser un poco perezosos con el cepillado, la limpieza con el hilo dental y el limpiador de lengua. Los padres deben recordarles que estos buenos hábitos mantendrán sus dientes y bocas sanos y que ayudarán a evitar el mal aliento.

Una dieta saludable 5

45

Una dieta saludable

¿Qué es?

Significa comer alimentos que mantienen a sus dientes y a su cuerpo sanos.

¿Sabía usted?

- Usted debe comer alimentos que ayuden a detenerla formación de las caries (agujeros) en los dientes. Comer bien ayuda a mantener a los dientes y a las encías sanas.

- Una dieta saludable tiene suficientes carbohidratos. Los carbohidratos de los alimentos le dan energía al cuerpo.

- Usted debe comer la cantidad correcta de grasa. El tipo de grasa que usted coma también es importante.

- Las grasas saludables le dan energía. El cuerpo las almacena para mantener el calor.

- Las proteínas están en todas las células vivas de las plantas y los animales. Usted necesita las proteínas de los alimentos que come.

- Los alimentos saludables tienen vitaminas y minerales.

¿Qué veo?

- Los carbohidratos se encuentran en:
  - Las frutas
  - Las verduras
  - Los granos

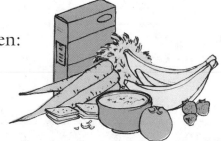

Una dieta saludable

- Algunos granos son:
  - Trigo
  - Avena
  - Centeno
  - Cebada
- Usted puede encontrar granos en los panes y cereales.
- Las grasas saludables están en alimentos tales como:
  - Aceite de oliva
  - Leche
  - Nueces
  - Aguacates
  - Pescado
  - Frijoles pintos
  - Semillas de soya
  - Yogur
  - Crema de cacahuate
  - Aceitunas

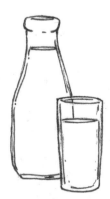

- Algunas grasas menos saludables se encuentran en la mantequilla, algunos aceites y en la manteca de cerdo.
- Las proteínas están en alimentos como los siguientes:
  - Carne
  - Pollo
  - Huevos
  - Frijoles
  - Pescado
  - Queso

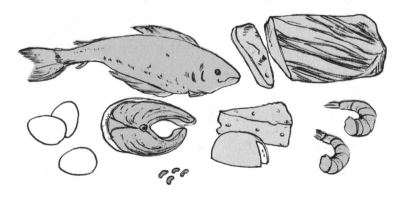

- La leche tiene carbohidratos, grasa y proteínas.

¿Qué puedo hacer en casa?

- Lleve una dieta balanceada. Esto significa que Usted debe comer un poco de proteínas, un poco de grasa y de carbohidratos.

- Intente comer las grasas saludables. Coma menos grasas no saludables.

- Coma mucha fruta y verdura.

- Coma pan negro, pastas y cereales para incorporar granos.

- No coma mucha azúcar o alimentos que se convierten en azúcar. Los dulces, los pasteles, las bebidas gaseosas, y las galletas tienen mucha azúcar. Evite los dulces que duran mucho tiempo en la boca

- Si Usted come pastel, galletas o dulces, comaselos con su cena. Limíte los bocadillos entre las comidas.

- Cepíllese y limpiese con hilo dental los dientes cada vez que coma dulces.

¿Cuándo debo llamar al dentista?

- Cuando quiera saber sobre los alimentos correctos que se deben comer.

¿Qué más debo saber?

- Los alimentos buenos hacen que el cabello, la piel, los ojos, el corazón, los huesos y los dientes estén sanos.

Las vitaminas y los minerales

¿Qué son?

Las vitaminas y los minerales son cosas buenas que se encuentran en los alimentos. Coma alimentos con muchas vitaminas y minerales para mantenerse sano. Estos ayudan a mantener a los dientes y a las encías fuertes y sanas.

¿Qué veo?

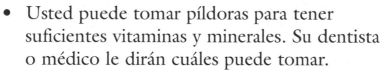

- Las frutas, las verduras y los alimentos saludables tienen vitaminas y minerales.

- La leche tiene vitaminas y minerales.

- Lea las etiquetas de los alimentos que Usted come. Las etiquetas muestran qué clase de vitaminas y minerales tiene un alimento.

- Usted puede tomar píldoras para tener suficientes vitaminas y minerales. Su dentista o médico le dirán cuáles puede tomar.

¿Qué puedo hacer en casa?

- Coma los alimentos que sean buenos para Usted.
- Aprenda sobre las vitaminas y minerales de los alimentos.

- Tome píldoras de vitaminas si su médico o dentista se lo aconsejan.

¿Cuándo debo llamar al dentista?

- Cuando Usted quiera saber qué vitaminas y minerales son buenos para Usted y sus dientes.

¿Qué más debo saber?

- Las píldoras de vitaminas no reemplazan a los alimentos. Usted los toma con los alimentos.

- Las vitaminas y los minerales le dan energía.

- Los alimentos que están cocinados pierden algunas de sus vitaminas. Son mejores para Usted las frutas y verduras crudas que las cocidas.

- Las frutas y las verduras son buenos bocadillos. Ambos tienen carbohidratos que le dan energía al cuerpo. La mayoría de los dulces no tienen vitaminas ni minerales.

Vitamina	Uso en el cuerpo	Alimentos que las contienen
Vitamina A	• Protege la boca. • Forma los dientes. • Forma los huesos. • Ayuda a ver en la oscuridad.	Yemas de huevos, leche entera, zanahorias fortificadas, camotes (batatas), zanahorias, calabaza (zapallo) melones, albaricoquxes (damascos), queso cheddar, hígado, brócoli

Las vitaminas y los minerales

Vitamina	Uso en el cuerpo	Alimentos que las contienen
Vitamina B-12	• Previene resquebraduras e inflamaciones de los labios y de la boca. • Previene la pérdida de hueso.	Carne de res, de cerdo, pescado, huevos, productos lácteos
Vitamina B-6	• Evita las úlceras (llagas) de la boca. • Previene el mal aliento.	Cereales fortificados, carnes, coles, papas, frijoles, pescado, leche
Ácido fólico	• Se toma durante el embarazo para prevenir malformaciones de nacimiento.	Alimentos integrales, verduras verdes
Vitamina C	• Saludable para los dientes, huesos y encías. • Ayuda a fijar el hierro en el cuerpo. • Evita que sangren las encías. • Ayuda al cuerpo a sanar las heridas.	Naranjas, fresas, melones, chiles rojos, papayas, papas
Vitamina D	• Forma los dientes y los huesos. • Previene las caries. • Ayuda a fijar el calcio en los dientes. • Sin esta vitamina, los huesos serían blandos.	Luz del sol Leche, huevos, sardina, salmón, cereales fortificados para desayuno
Vitamina K	• Ayuda a coagular la sangre. • Evita que sangren las encías.	Espinacas, brócoli, repollitos de Bruselas, fresas, leche, huevos, maíz
Calcio	• Ayuda a formar los huesos y los dientes. • Es muy importante tenerlo durante los primeros años de la infancia y en la adolescencia.	Leche, queso, yogur, verduras oscuras y con hojas como el brócoli
Fósforo	• Ayuda a formar los huesos y dientes.	Productos lácteos, carne, pescado, pollo

El fluoruro (flúor)

¿Qué es?

El fluoruro (flúor) es un mineral. Ayuda a prevenir las caries al fortalecer los dientes.

¿Qué veo?

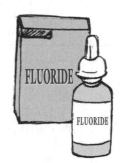

- El fluoruro (flúor) puede estar en el agua corriente. No se puede ver.
- Los dentistas pueden dar fluoruro (flúor) en pastillas o gotas.
- Hay pequeñas cantidades de fluoruro (flúor) en las mayoría de los alimentos y bebidas.
- Algunas pastas dentífricas y enjuagues bucales tienen fluoruro (flúor)
- Los dentistas e higienistas pueden aplicarle a Usted fluoruro (flúor) en los dientes.

¿Qué puedo hacer en casa?

- Beber agua con fluoruro (flúor).
- Los adultos pueden usar pastas dentífricas o enjuagues bucales con fluoruro (flúor).

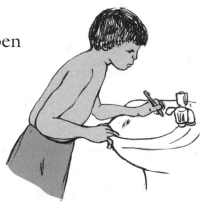

- Los niños más grandes que saben escupir pueden usar pastas de dientes con fluoruro (flúor). Deben usar solamente una pequeña cantidad, del tamaño de un chícharo.

¿Cuándo debo llamar al dentista?

- Pregúntele a su dentista si hay fluoruro (flúor) en el agua corriente del lugar donde Usted vive. El dentista puede decirle a Usted como averiguar si él o ella lo no sabe.

- Pregúntele al dentista si su hijo/a necesita píldoras o gotas de fluoruro (flúor). El dentista puede prescribir (recetar/ ordenar) este tipo de fluoruro (flúor) para que su hijo/a reciba la cantidad necesaria.

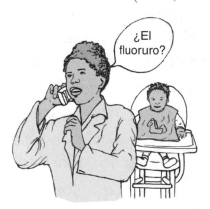

¿El fluoruro?

- Usted puede preguntarle al dentista si su hijo/a necesita un enjuague bucal con fluoruro (flúor).

¿Qué más debo saber?

- Use pasta de dientes con fluoruro (flúor).

- Los niños mayores que pueden escupir deben usar pasta de dientes con fluoruro.

- La pasta de dientes con fluoruro debe tener el sello de aceptación de la ADA (*American Dental Association*) en la caja.

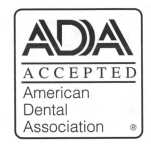

- Los niños menores de seis años no deben usar enjuagues bucales con fluoruro (flúor). Podrían tragárselo.

- Demasiado fluoruro (flúor) puede causar manchas color café o blancas en los dientes. Esto es lo que se conoce como fluorosis. Pregúntele a su dentista si Usted está recibiendo la cantidad correcta de fluoruro (flúor).

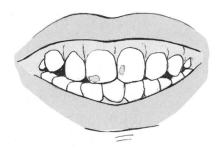

- La cantidad correcta de fluoruro (flúor) hace que sus dientes sean más fuertes y puedan combatir al ácido.

- Los gérmenes en su boca se mezclan con los azúcares y almidones de los alimentos para producir ácido.

- El ácido hace que los dientes sean débiles. Entonces aparecen las caries.

- Los dientes más fuertes luchan mejor contra las caries.

El embarazo

6

Apuntes

El embarazo

¿Qué es?

Cuando un bebé crece dentro del cuerpo de una mujer. El bebé crece dentro de la mujer durante 40 semanas aproximadamente. Este tiempo se llama embarazo.

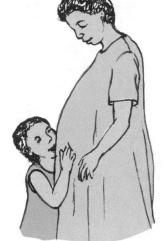

¿Qué veo?

- Su cuerpo cambia de muchas maneras.
- Su barriga crece y se pone redonda a medida que el bebé crece.
- Usted aumenta de peso.
- Usted puede ver cambios en las encías.

¿Qué puedo hacer en casa?

- Cuídese.
- Coma los alimentos que sean buenos para Usted. Vea las páginas 46–51.
- Vea a un médico para saber si Usted va a tener un bebé. Visite al médico regularmente durante todo el embarazo.
- Haga todo lo que diga el médico con respecto a las vitaminas, ejercicio, sueño, y a los cuidados de Usted misma.
- Cuide sus dientes y encías.

¿Cuándo debo llamar al dentista?

- Si Usted está planeando tener un bebé.
- Hágase una limpieza de dientes en cuanto Usted planifique tener un bebé o en cuanto sepa que está embarazada.

¿Qué más debo saber?

- Mantener su boca sana ayudará a que su bebé sea sano.
- Los dientes del bebé se forman mientras el bebé crece dentro de Usted
- Los dientes del bebé comienzan a formarse en el segundo mes de embarazo
- La gingivitis durante embarazo es un problema de las encías.
  - Se puede evitar con el cepillado y la limpieza con hilo dental al menos dos veces al día. Visite al dentista regularmente durante el embarazo para hacer limpiezas regulares.
  - Aprenda más sobre los problemas de las encías en la página 22.
  - Lea el libro *Qué hacer cuando vas a tener un bebé*. Usted puede comprar este libro de IHA consultando la página Web o el número de teléfono que aparecen en la pasta del final de este libro.

La alimentación correcta durante el embarazo

¿Qué es?

Es comer alimentos buenos para ayudar al bebé a crecer del modo correcto. Los alimentos que Usted come también van al bebé.

¿Qué puedo hacer en casa?

- Coma alimentos que sean buenos para Usted como por ejemplo:
  - Frutas y verduras
  - Carne
  - Huevos
  - Panes
  - Productos lácteos
  - Frijoles
  - Pastas
  - Pollo
  - Pescado
  - Cereales

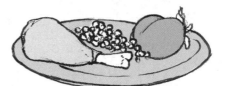

- Coma alimentos con nutrientes como por ejemplo:
  - Proteínas
  - Minerales
  - Vitaminas
- No beba vino, cerveza o licores durante el embarazo.

La alimentación correcta durante el embarazo

- No fume durante el embarazo. Deje de fumar cuando Usted planee tener un bebé.

- Deje de tomar drogas callejeras antes de quedar embarazada y durante el embarazo.

- Pregúntele a su médico si los medicamentos que Usted toma son seguros para Usted y su bebé que está creciendo.

- El medico le recetará tomar ácido fólico cuando Usted quiera quedar embarazada y durante los primeros tres meses del embarazo.

- Las personas, los animales y las plantas necesitan nutrientes para estar fuertes y sanos.

- Comer alimentos que tienen el mineral calcio es bueno. El calcio hace que los dientes y huesos de su bebé sean más fuertes.

- Los productos lácteos tienen calcio. Por ejemplo:
  - Leche
  - Yogur
  - Queso

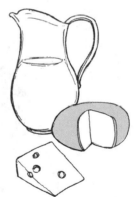

- Algunas verduras y frutas tienen mucho calcio. Por ejemplo:
  - Hojas de mostaza
  - Ruibarbo
  - Frijoles
  - Espinaca
  - Coles
  - Semillas de soja
  - Brócoli

- Si Usted no come productos lácteos, pregúntele a su médico cómo obtener suficiente calcio para Usted y su bebé.

¿Cuándo debo llamar al dentista?

- Si sus dientes duelen cuando Usted come o bebe.

- Si sus dientes duelen cuando Usted bebe o come algo frío.

- Si las encías duelen o sangran cuando las toca.

¿Qué más debo saber?

- Beber alcohol y fumar pueden dañar al bebé que está creciendo dentro de Usted. No beba ni fume durante el embarazo.

- Muchas drogas pueden dañar al bebé que está creciendo dentro de Usted. Deje de tomar todo tipo de drogas. Pregúntele al médico si Usted piensa que debe tomar un medicamento.

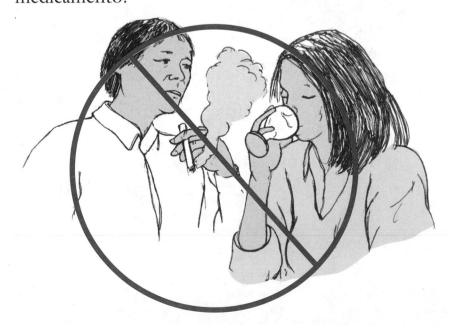

Las encías durante el embarazo

¿Qué es?

Las encías son la parte rosada alrededor de los dientes. Si Usted va a tener un bebé, los gérmenes de la boca pueden hacer que sus encías duelan. Esto se llama gingivitis durante embarazo.

¿Qué veo?

- Sus encías pueden ponerse más rojas o doler.
- Sus encías pueden verse inflamadas o sangrar.

¿Qué puedo hacer en casa?

- Deshacerse de los gérmenes.
- Cepíllese los dientes al menos dos veces al día y límpiese diariamente los espacios entre los dientes con hilo dental.
- Mantener su boca sana ayudará a mantener a su bebé sano.

¿Cuándo debo llamar al dentista?

- Si las encías duelen o sangran.
- Para un chequeo para asegurarse de no tener caries, la enfermedad de las encías o una infección. Una infección es una enfermedad causada por gérmenes.

61

- Para hacerse el chequeo de cada seis meses. Asegúrese de ver al dentista al menos una vez durante el embarazo.

¿Qué más debo saber?

- Su cuerpo produce hormonas cuando Usted va a tener un bebé. Estos ayudan al bebé a crecer, pero también pueden hacer que los gérmenes lastimen más las encías.

- Los gérmenes pueden ir de la boca a la sangre y al bebé que está creciendo. Esto puede comenzar un proceso que puede hacer que el bebé nazca demasiado temprano y demasiado pequeño.

- Si Usted se deshace de los gérmenes, éstos no pasarán al bebé.

- Si Usted tiene problemas con sus encías cuando está embarazada, éstos pueden continuar mientras Usted está amamantando a su bebé. Usted necesitará un tratamiento con el dentista.

- Las encías pueden doler y sangrar un poco cuando las limpia por primera vez con hilo dental. No deje de limpiarlas con hilo dental. El sangrado debe parar a las dos semanas.

- Sus encías no deberían doler y sangrar cuando Usted se cepilla y limpia con hilo dental en su casa. Visite al dentista para que le haga una limpieza cada seis meses aún cuando Usted está embarazada.

- Sus encías pueden necesitar cuidados especiales dentro de tres a seis meses después del nacimiento de su bebé.

Las caries durante el embarazo

¿Qué son?

Una caries es un agujero en el diente.

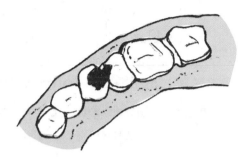

¿Qué veo?

- La mayoría de las veces, Usted no puede ver el agujero. El dentista debe buscarlo.

¿Qué puedo hacer en casa?

- Cepille sus dientes al menos dos veces al día y limpie diariamente los espacios entre los dientes con hilo dental.

- Usted puede usar un cepillo de dientes o un limpiador de lengua para limpiar su lengua. Esto ayuda a deshacerse de los gérmenes.

- Intente no comer y beber cosas que contengan mucha azúcar o alimentos que se convierten en azúcar.

¿Cuándo debo llamar al dentista?

- Cuando Usted vea un agujero en un diente.

- Si le duele un diente, aunque Usted no vea un agujero.

- Para que le hagan una revisión cuando Usted está embarazada.

- Dígale inmediatamente a su dentista si Usted va a tener un bebé.

¿Qué más debo saber?

- Usted puede tener vómitos durante los tres primeros meses cuando está embarazada.

  - Si Usted vomita, enjuague su boca con media cucharada de té con bicarbonato de soda en un vaso de agua. No lo beba. Escúpalo

  - El vómito puede causar caries en los dientes. Enjuagarlos ayudará.

  - No cepille sus dientes ni los limpie con hilo dental luego de vomitar o luego de enjuagarlos.

- Las mujeres embarazadas que van al dentista cada seis meses tienen menos caries.

- Hable con su dentista antes de hacerse una radiografía (rayos X) de sus dientes si Usted está embarazada. Su dentista le dirá si Usted realmente lo necesita.

- No tome medicamentos a menos que su médico se lo diga.

- Si su boca está limpia y sana, su bebé será más sano.

Dolor de muelas durante el embarazo

¿Qué es?

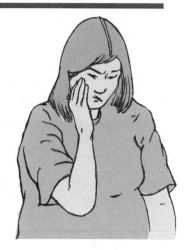

Es un dolor en la boca o en los dientes cuando Usted va a tener un bebé. Su diente o muela puede doler cuando Usted come o bebe cosas frías. Le puede doler cuando muerde.

¿Qué veo?

- Puede no ver nada en su diente o muela.
- Sus encías pueden estar inflamadas o rojas.

¿Qué puedo hacer en casa?

- Coma los alimentos correctos y cuide sus dientes, así no tendrá caries.
- Si Usted tiene una caries o tiene un dolor de dientes o muelas, no intente arreglarlo en casa. Llame a su dentista.

¿Cuándo debo llamar al dentista?

- Si le duele un diente o una muela.
- Cuando Usted vea un agujero en un diente.

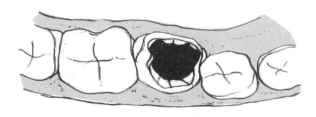

Dolor de muelas durante el embarazo

¿Qué más debo saber?

- Siempre dígale a su dentista que Usted va a tener un bebé.

- Su dentista le dirá si Usted necesita ir al consultorio.

- No se haga radiografías (rayos X) de sus dientes si Usted va a tener un bebé.

- Su dentista deberá hablar con su medico antes de recetarle medicamentos para sus dientes.

- No tome tetraciclina. Este medicamento le puede causar manchas oscuras en los dientes de su bebé.

Los dientes de su hijo/a 7
(del nacimiento hasta los cinco años)

Apuntes

_____

_____

_____

_____

_____

_____

_____

_____

_____

_____

_____

_____

El cuidado de los dientes de su bebé

¿Qué es?

Asegúrese de que los dientes y la boca de su bebé estén sanos: límpielos y reviselos.

¿Qué veo?

- Al principio, Usted no puede ver los dientes de su bebé. Ya que se están formando dentro de las encías del bebé.

- Los dientes pueden comenzar a salir de las encías cuando el bebé tiene seis meses de edad. En algunos niños los dientes salen antes o después. Esto es normal.

  - Estos dientes se llaman dientes de leche.

- Los niños tendrán todos sus 20 dientes de leche aproximadamente a los tres años.

- Los dientes de adulto o permanentes se están formando dentro de las encías.

- Si su bébé tiene dientes, éstos deben ser todos del mismo color.

¿Qué puedo hacer en casa?

- Comience a limpiar la boca de su bebé cuando tenga unos pocos días de edad. Utilice un paño mojado y envuélvalo alrededor de su dedo.

El cuidado de los dientes de su bebé

- Limpie frotando suavemente las encías y la lengua de su bebé. Esto ayuda al bebé a acostumbrarse al cuidado dental desde una edad temprana.

- Cuando su bebé tenga dientes, límpieselos con un cepillo de dientes suave para niños húmedo. También puede usar un paño limpio, mojado y suave. Haga esto en la mañana y a la noche, antes de dormir.

- No hace falta usar pasta de dientes.

- Fíjese como son los dientes y la boca de su bebé. De este modo, Usted podrá descubrir si hay cambios. Usted sabrá si parece que hay un problema.

- Un adulto debe ayudar al niño a cepillarse y a limpiarse con hilo dental hasta que pueda usar correctamente el cepillo de dientes y el hilo dental solo.

¿Cuándo debo llamar al dentista o al médico?

- Si los dientes de su hijo tienen manchas blancas, amarillas o marrones.

- Si su bebé tiene llagas en la boca.

- Cuando le salga el primer diente al bebé.

- Cuando tenga 12 meses de edad para su primer examen dental.

El cuidado de los dientes de su bebé

¿Qué más debo saber?

- Los dientes de los bebés son necesarios para comer, hablar, guardar un lugar para los dientes de adulto y para sonreír.

- Los gérmenes que causan las caries viven en la lengua de su bebé aún antes de que le salgan los dientes.

- Para mantener sus propias bocas limpias y sin caries los padres deben cepillar dos veces al día y limpiar con hilo dental al menos una vez al día.

- La mayoría de los gérmenes de la boca de un bebé provienen de la madre, del padre o de la persona que lo cuida.

- Los gérmenes van de la boca de los padres a la del bebé cuando el bebé coloca sus dedos en la boca de los padres. Besar a los niños en los labios también puede pasar los gérmenes. Si la madre, el padre o la persona que lo cuida comparten alimentos con el bebé o los prueban para ver si están muy calientes. Así se esparcen los gérmenes.

- Menos gérmenes y caries en las bocas de los padres puede significar menos gérmenes y caries en la boca del bebé.

Caries en la infancia

¿Qué es?

Las caries en la infancia ocurren cuando los dientes de arriba del bebé se pudren. Esto sucede cuando los líquidos dulces del biberón se quedan en la boca del bebé. Los

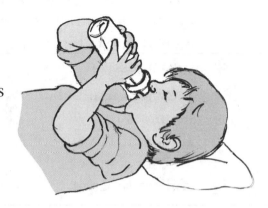

líquidos dulces incluyen la leche o los jugos. Los líquidos dulces pueden pudrir los dientes muy rápidamente. Esto sucede cuando se les da a los bebés un biberón antes de dormir la siesta o irse a dormir en la noche.

¿Qué veo?

- Los cuatro dientes delanteros de arriba pueden tener manchas blancas, amarillas o color café.

- Puede resultarle difícil masticar.

- El bebé puede tener dolor.

- Usted puede ver postemillas. Las caries de la infancia pueden causar una enfermedad (infección).

- El bebé podría dejar de comer porque tiene dolor. La desnutrición es cuando el bebé no tiene alimentos suficientes o come los alimentos equivocados.

¿Qué puedo hacer en casa?

- No ponga a su bebé a dormir a la hora de la siesta o en la noche con un biberón, a menos que el biberón tenga sólo agua.

- Sostenga a su bebé mientras lo alimenta. No acueste a su bebé con un biberón.

- Si lo amamanta, deténgase cuando el bebé se duerma. Esto hará que el bebé trague toda la leche de la boca. De esa manera, la leche no permanece en los dientes del bebé mientras su bebé duerme.

- Enséñele a su hijo desde los 5 a 12 meses a beber de un vasito entrenador.

- Deje de usar el biberón cuando su hijo tenga aproximadamente 12 meses de edad o cuando su bebé tenga dientes.

- La leche, el jugo y la fórmula contienen azúcar. Para asegurarse de que su bebé beba agua y no jugos u otra cosa en la noche, mezcle más y más agua en el biberón. Intente con un tercio de agua la primera noche, la mitad la segunda noche y sólo agua la tercera.

Caries en la infancia

¿Cuándo debo llamar al dentista?

- Si Usted ve manchas blancas, amarillas o color café en los dientes delanteros de arriba. Esto puede significar que su bebé tiene las caries de la infancia.

- Si su bebé tiene las caries de la infancia, el dentista necesitará cuidar los dientes de su bebé. Puede ser difícil para el dentista mantener al niño quieto. El dentista podrá usar un medicamento para calmar al bebé o dormirlo para poder trabajar en su boca. Esto significa que podrá ser necesario que otro médico participe.

¿Qué más debo saber?

- Es más fácil aprender buenos hábitos que cambiar malos hábitos. Enséñele buenos hábitos a su bebé.

- Cante, lea o arrulle o meza a su bebé cuando lo duerme. No es buena idea poner al bebé a dormir con un biberón.

- No use el pecho o el biberón como chupón.

- No le dé el biberón como recompensa ni se lo quite cuando se comporta mal.

- No use el biberón para que el bebé deje de molestar o no esté aburrido. Esto puede causar malos hábitos de alimentación en el bebé.

- Las caries de la infancia pueden hacer que el bebé tenga problemas en el crecimiento.

- Las caries de la infancia pueden lastimar los dientes de adulto (permanentes) del bebé. Puede hacer que los dientes estén torcidos y causar problemas para hablar.

El fluoruro (flúor) y los dientes de su bebé

¿Qué es?

El fluoruro (flúor) es el mineral que proteje a sus dientes y evita las caries.

¿Qué puedo hacer en casa?

- Beba agua con fluoruro (flúor). Averigue si el agua de su casa contiene fluoruro (flúor). Algunas aguas que se compran en las tiendas tienen fluoruro (flúor). Está en la etiqueta.

¿Cuándo debo llamar al dentista?

- Para preguntar si su hijo/a recibe suficiente fluoruro (flúor). El dentista puede darle a su bebé fluoruro (flúor) en gotas si tiene más de seis meses de edad. Pregunte si el agua corriente de su casa tiene fluoruro (flúor).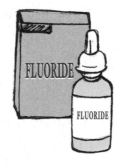

- El dentista puede poner fluoruro (flúor) en los dientes de su hijo/a. El dentista usa un cepillo para poner el fluoruro (flúor).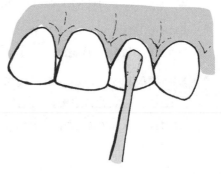

El fluoruro (flúor) y los dientes de su bebé

¿Qué más debo saber?

- Puede haber fluoruro (flúor) en el agua corriente de su casa. Usted no puede ver el fluoruro (flúor) en el agua corriente de su casa. Puede estar en el agua que sale de su lavabo. Pregúntele a su dentista si el agua de su casa tiene fluoruro (flúor).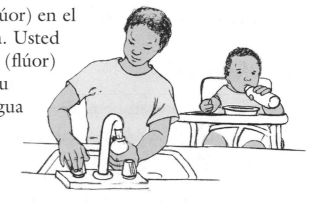

- Si su agua no tiene flúor, el dentista puede recetar píldoras o gotas de fluoruro (flúor).

- Su hijo/a necesita fluoruro (flúor) de una sola fuente. Si su agua corriente contiene fluoruro (flúor), su hijo/a no necesitará píldoras de fluoruro (flúor).

- Los dientes recubiertos de fluoruro (flúor) tienen menos caries.

- Es importante recibir la cantidad correcta de fluoruro (flúor). Si su bebé recibe demasiado fluoruro (flúor) entre los 18 y 24 meses, podría tener fluorosis. Son manchas blancas o color café en los dientes de adulto que crecerán después.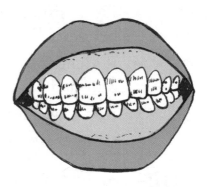

- Si el dentista ordena gotas de flúor para su hijo/a, siga sus instrucciones. Asegúrese de usarlas correctamente.

Una visita al dentista

¿Qué es?

Lleve a su bebé al dentista tan pronto como vea aparecer el primer diente, o no mas tarde de los doce meses.

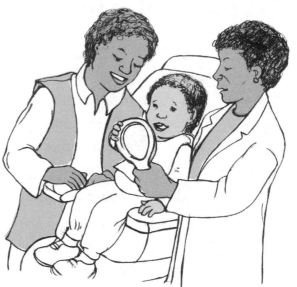

¿Sabía usted?

- El dentista revisará si hay caries.

- El dentista le indicará cómo alimentar a su bebé para que tenga dientes sanos.

- El dentista le enseñará cómo cuidar los dientes de su bebé para prevenir las caries antes de que comiencen.

- El dentista se asegurará de que su bebé reciba la cantidad correcta de fluoruro (flúor).

- El dentista le dirá cómo prevenir accidentes que pueden lastimar los dientes de su bebé.

¿Qué veo?

- El dentista podrá pedirle que Usted sostenga a su bebé o niño/a pequeño con las piernas alrededor de su cintura.

Una visita al dentista

- Usted y el dentista se sentarán de frente tocándose las rodillas. Esto se llama posición "rodilla con rodilla".

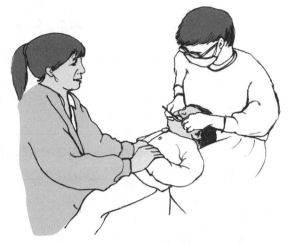

- El niño estará recostado sobre las faldas del padre/madre y del dentista. Entonces el dentista podrá mirar dentro de la boca del niño.

- El dentista le mostrará al niño un cepillo de dientes.

¿Qué puedo hacer en casa?

- Pídale al médico de su hijo/a que le recomiende un dentista. También preguntele a sus familiares y amigos.

¿Cuándo debo llamar al dentista?

- Cuando vea que le sale el primer diente a su hijo/a. Lleve a su hijo/a a una revisión. No deje que pasen mas de seis meses después de que aparezca el primer diente.

- Todos los niños deben visitar al dentista al menos cada seis meses.

¿Qué más debo saber?

- Una boca sana tiene encías que son firmes y rosadas, dientes blancos y no tiene llagas.

- Los bebés con necesidades especiales deberán tener cuidados y limpieza adicionales de sus dientes.

La dentición

¿Qué es?

Es cuando los dientes empiezan a salir de las encías por primera vez. Esto es normal. Puede comenzar entre los cuatro meses y los dos años y medio (2½) de edad.

¿Qué veo?

- Las encías del bebé pueden verse más hinchadas (y pueden doler un poco).
- La dentición puede hacer que su bebé esté irritable y caprichoso.
- Puede babear.
- Los bebés pueden ponerse cosas en la boca. Morder y masticar cosas puede hacer que sus bocas se sientan mejor.

¿Qué puedo hacer en casa?

- Frote suavemente y limpie en el lugar donde están creciendo los dientes.
- Déle a su bebé algo seguro para morder. Una mordedera es bueno.
- No le dé a su bebé una mordedera que tenga líquido dentro.

- Permita que su bebé mastique un paño limpio y húmedo que haya estado en el congelador (de la nevera) no más de 30 minutos.

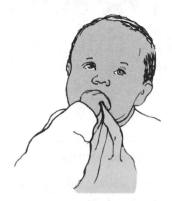

- No frote geles o unguentos para el dolor sobre las encías de su bebé. Estos geles o ungüentos pueden hacer que las encías de su bebé pierdan sensibilidad.

- No frote licores o alcohol sobre las encías del bebé.

¿Cuándo debo llamar al dentista?

- Para saber si Usted debería darle al bebé un medicamento para el dolor.

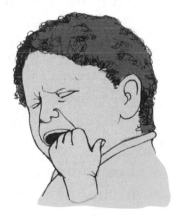

- Si su bebé continúa llorando, está caprichoso o tiene fiebre después de haber intentado todas las sugerencias anteriores para calmar el dolor de la dentición.

¿Qué más debo saber?

- La dentición no causa fiebre.
- Nunca corte las encías del bebé para ayudar a salir a los dientes.

Los chupones y los dedos pulgares

¿Qué son?

Algunos bebés se sienten mejor cuando tienen algo en la boca para chupar.

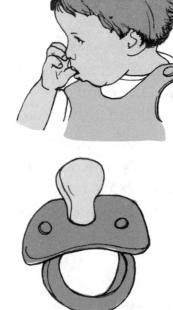

¿Sabía usted?

- Para algunos niños chupar es normal.

- Algunos padres les dan chupones limpios para chupar.

- Algunos bebés chupan sus pulgares o sus dedos para calmarse.

¿Qué veo?

- Los chupones están hechos de goma. Tienen la forma de un pezón.

¿Qué puedo hacer en casa?

- Darle a su bebé un chupón seguro y limpio.

Los chupones y los dedos pulgares

¿Cuándo debo llamar al dentista?

- Usted debe hablar con su dentista si su bebé se chupa los pulgares o los dedos o si usa un chupón. El dentista puede controlar la mordida del niño. La mordida es el modo en que los dientes de arriba y de abajo de su hijo/a se unen.

- Si Usted está preocupado porque su hijo/a usa chupón o chupa sus pulgares.

¿Qué más debo saber?

- Asegúrese de que el chupón que usa su niño/a sea fuerte. El chupón deberá:
  - Ser de una sola pieza.
  - Ser de un material no tóxico (seguro).
  - Tener un protector de boca con dos agujeros.

- Asegúrese de que el chupón sea lo suficientemente grande como para que el bebé no pueda tragarlo.

- Jale la parte de hule del chupón. Asegúrese de que no esté suelta. No deberá salirse dentro de la boca del bebé.

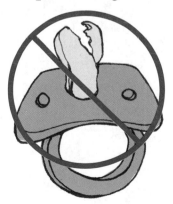

- Deseche (bote) el chupón si está rajado, se rompe o está gastado y compre otro.

Los chupones y los dedos pulgares

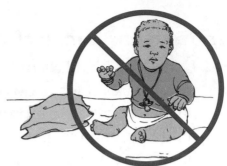

- Nunca cuelgue un chupón ni ninguna otra cosa alrededor del cuello de un niño. Podría estrangularlo y causarle la muerte.

- Nunca ate el chupón a la cuna o a la cama.

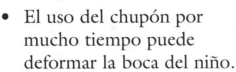

- Nunca coloque líquidos dulces o miel en el chupón. Esto puede causar caries. Los niños pequeños nunca deben comer miel. Los puede enfermar.

- El uso del chupón por mucho tiempo puede deformar la boca del niño.

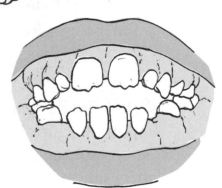

- La mayoría de los niños dejan de usar el chupón por sus propios medios. Muchos de ellos lo dejan a los tres o cuatro años de edad.

Accidentes de los dientes

¿Qué son?

A veces los bebés y los niños que recién empiezan a caminar se lastiman la boca, los labios, la lengua o los dientes. Les puede suceder mientras juegan, trepan, se caen o en un accidente.

¿Qué veo?

- Los niños pueden sangrar cuando se lastiman la cara. La sangre puede provenir de las encías, la lengua o los labios.
- Si sangran, mire dentro de la boca para ver de dónde viene la sangre.
- Si su bebé tiene dientes, pueden hundirse dentro de las encías en un accidente. Los dientes se pueden salir un poco de las encías.
- Se puede romper un pedazo del diente del niño.
- A veces un diente entero o varios dientes pueden salirse.

¿Qué puedo hacer en casa?

Si hay un accidente:

- Coloque agua fría en una gasa o un paño si las encías del niño están sangrando. La gasa es una tela tejida limpia que se usa como vendaje. Presione con la gasa o el paño sobre la zona de la herida.

- Si hay un diente roto, enjuague la boca del niño con agua tibia. Coloque una plantilla de tela fría (compresa fría) sobre la cara o la zona donde el diente se salió. Esto detendrá la hinchazón.

- Si el diente se salió completamente, vea la página 156, "Dientes caídos."

¿Cuándo debo llamar al dentista o al médico?

- Si su hijo/a se lastima la boca o la cara cerca de la boca.

- Si su hijo/a se lastima y tiene sangre en los dientes o en las encías.

- Si el labio de su hijo/a está mordido o sangra después de haberse lastimado.

- Su hijo/a se lastima y no puede comer alimentos fríos sin llorar.

¿Qué más debo saber?

- Si el diente de un bebé se lastima, se puede dañar el diente de adulto que está debajo.

- Tenga cerca de su teléfono el número de emergencias para atención fuera de horario de un dentista o de una clínica dental. Apúntelo en la pasta de este libro ahora mismo.

Enfermedad de pie-mano-boca

¿Qué es?

La enfermedad mano-
pie-boca- es una
enfermedad causada
por un virus. Se
puede contagiar fácilmente de
otra persona.

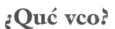

¿Qué veo?

- Pequeñas ampollas en la
boca, en las manos y en
los piés.

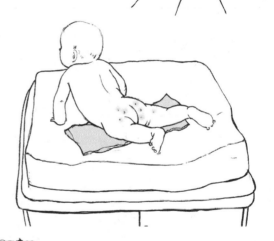

- Las ampollas pueden
estar en el área del pañal.
Pueden estar en los
brazos y piernas del niño.

- Las ampollas en la
boca pueden
aparecer:
  - en la lengua
  - en las encías
  - en las mejillas
  - cerca de la
    garganta

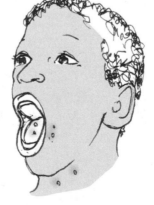

85

Enfermedad de pie-mano-boca

¿Qué puedo hacer en casa?

- Hablar con el dentista o el médico antes de hacer algo.
- Darle al niño pequeñas cantidades de agua fresca.
- Si su hijo/a tiene fiebre, pregúntele a su médico si puede darle Tylenol.
- Lávese las manos con frecuencia. De este modo, no se contagiará la enfermedad.
- No comparta los alimentos ni los juguetes.
- Los niños deben usar sus propias toallas.
- Mantenga a su niño/a en casa.

¿Cuándo debo llamar al dentista o al médico?

- Si Usted ve ampollas en la boca del bebé.

¿Qué más debo saber?

- La enfermedad ocurre con más frecuencia en verano y en otoño.
- Las ampollas desaparecen después de una semana.
- Su hijo/a puede no querer comer.
- La enfermedad pie-mano-boca puede ser contagiosa.

Los dientes de su hijo/a
(edades: de seis a once años)

Apuntes

_____

_____

_____

_____

_____

_____

_____

_____

_____

_____

_____

_____

_____

_____

Los molares de los seis años

¿Qué son?

Los molares son los dientes anchos y planos de la parte trasera de la boca. Se usan para moler y masticar los alimentos. En la mayoría de los niños, estas muelas comienzan a crecer a los 6 años aproximadamente y duran para toda la vida.

¿Sabía usted?

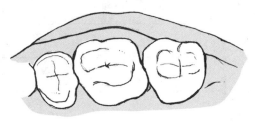

- A la mayoría de los niños les salen los cuatro molares adultos a los seis años cuando están en primer grado.

- Son los dientes más grandes. También son los más anchos de todos los dientes con los que mastican y muelen los alimentos.

- Los molares de los seis años tienen las raíces más fuertes.

- Estos molares son los dientes más importantes para la mordida del niño. La mordida es la manera en que su hijo/a une los dientes.

- Los adultos usan estos molares más que otros dientes para masticar los alimentos.

Los molares de los seis años

¿Qué veo?

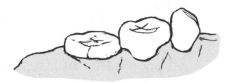

- Al principio, se pueden ver las puntas blancas de las muelas que están saliendo de las encías del niño/a. Salen arriba y abajo. Están en la parte de atrás de la boca detrás de los últimos dientes de leche, y no debajo de ellos como estarán los otros dientes de adultos.

¿Qué puedo hacer en casa?

- Cuando su hijo/a tenga cinco ó seis años de edad, comience a mirarle la boca una vez a la semana. Fíjese si los molares están creciendo.

- Use un cepillo de dientes pequeño para llegar a la parte de atrás y limpiarlos en cuanto comiencen a crecer.

- Use pasta de dientes con fluoruro (flúor) si su hijo/a puede escupir. La porción de pasta de dientes debe ser del tamaño de un pequeño chícharo.

- Haga que su hijo/a se cepille y se limpie los dientes con hilo dental cada mañana y cada noche antes de ir a dormir.

- Un adulto debe ayudar al niño a cepillarse y a limpiarse con hilo dental hasta que pueda usarlos solo correctamente.

¿Cuándo debo llamar al dentista?

- Cuando sea el momento del chequeo de cada seis meses de su hijo/a. Su hijo/a debe ver al dentista cada seis meses para que le hagan los chequeos.

Los molares de los seis años

- Si Usted ve que los molares de adulto de los seis años están creciendo.

- Su dentista puede usar un baño de fluoruro (flúor) sobre los molares, aún cuando todavía están saliendo.

- El dentista puede colocar una cobertura plástica llamada sellador sobre los dientes para protegerlos de las caries.

¿Qué más debo saber?

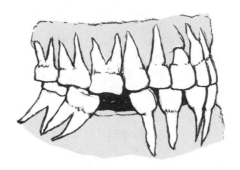

- Si un molar de los seis años se pudre o se cae, cuesta mucho reemplazarlo. Si no se lo reemplaza, el resto de los dientes no saldrán de la manera debida.

- Los otros molares podrán crecer mal si faltan los molares de los seis años.

- Cuide los molares de los seis años. Use hilo dental y cepíllelos todos los días. Necesitan de cuidados adicionales cuando empiezan a crecer en la boca. Ayude a su hijo a mantener los molares de los seis años limpios.

Pérdida de los dientes de leche

¿Qué es?

Cuando su hijo/a tenga entre cinco y siete años de edad, sus dientes de leche delanteros se aflojarán. Los dientes de adulto se estarán preparando para salir. La mayoría de los niños esperan con mucha ansiedad su primer diente flojo.

¿Qué veo?

- Los dientes de leche de su hijo/a se moverán hacia adelante y atrás.

¿Qué puedo hacer en casa?

- Cuando sea el momento de que se caigan los dientes de leche, es mejor dejarlos caer por si solos.
- Deje que su niño/a mueva el diente si quiere.
- No coloque un hilo alrededor del diente flojo para jalarlo.
- Déle a su hijo/a alimentos blandos como gelatinas, budines, yogur, o requesón si le es difícil comer con el diente flojo.
- Cuando el primer diente flojo se le caiga a su hijo/a déle una recompensa o un premio. Explíquele qué está sucediendo para que no se asuste.

Pérdida de los dientes de leche

¿Cuándo debo llamar al dentista o a la clínica?

- Llame al dentista si su niño/a tiene dolor.
- Llame al dentista si su niño/a tiene las encías muy inflamadas y tiene dolor.
- Si un diente de leche de atrás está flojo y su hijo tiene problemas para morder.
- Si sangra por más de diez minutos después de que se le cae el diente flojo.

¿Qué más debo saber?

- Las encías de su hijo se verán inflamadas porque un diente nuevo y más grande está creciendo para reemplazar al diente flojo.
- Si Usted quita el diente antes de que esté listo para salir, se desgarrarán las encías y puede sangrar.
- También puede haber sangrado si el diente se sale por si solo.
- Si está sangrando, coloque una gasa húmeda o una toalla de papel y haga presión durante tres a cinco minutos en la zona de donde se cayó el diente.
- Usted puede también colocar una bolsita de té tibio en el espacio donde se cayó el diente.

Pérdida temprana de los dientes de leche

¿Qué es?

Los dientes de leche deben estar en la boca hasta que los dientes definitivos los empujen y hagan que se caigan. Los dientes de leche pueden caerse tempranamente debido a una caries o a un accidente.

¿Qué veo?

- Si un niño/a pierde un diente de leche demasiado temprano, Usted verá un espacio en el lugar donde estaba el diente. Usted verá que no está creciendo un diente de adulto.

- Si el diente se pierde debido a las caries, Usted verá un espacio vacío. Las raíces del diente pueden estar todavía en la encía.

¿Qué puedo hacer en casa?

- Revise los dientes de su hijo/a con frecuencia. Si ve algún cambio, pregúntele a su dentista.

- Asegúrese de que su hijo/a se cepille por lo menos dos veces al día y se limpie con hilo dental todos los días. Esto ayuda a que los dientes de leche no se pierdan antes de tiempo. Su hijo/a deberá cepillarse y limpiarse bien con el hilo dental a la edad de nueve años. Usted puede ayudar al niño/a antes de esa edad.

- Asegúrese de que su niño/a reciba la cantidad correcta de fluoruro (flúor). Consulte con su dentista sobre el tema.

Pérdida temprana de los dientes de leche

¿Cuándo debo llamar al dentista?

- Si un diente de leche se cae demasiado pronto, llame a su dentista inmediatamente.

- El dentista puede colocar un espaciador. Esto ayudará a mantener el espacio correcto para el diente de adulto.

  - Si no se guarda el espacio, éste se puede perder en seis semanas.

  - Su dentista decidirá si su hijo/a necesita un espaciador. Su dentista decidirá teniendo en cuenta la edad del niño y el diente que se haya perdido.

  - El dentista decidirá cuando quitar el espaciador. Será cuando el diente de adulto comience a crecer.

  - Vigile que el diente de adulto comience a aparecer si su hijo tiene un espaciador. Llame a su dentista cuando vea el diente.

¿Qué más debo saber?

- Si un diente de leche se pierde temprano y no se coloca un espaciador para guardar el espacio, puede suceder que el diente de adulto no tenga lugar. Podría quedar trabado en la encía.

- La mayoría de las veces no hay problemas de espacio si los dientes delanteros de leche se salen muy pronto. Pero podría haber un problema de habla.

Dientes de adulto (permanentes)

¿Qué son?

Los dientes de adulto (permanentes) aparecen cuando se pierden los dientes de leche. Esto comienza a suceder cuando el niño/a tiene cinco ó seis años de edad.

¿Qué veo?

- La mayoría de los niños pierden primero sus dos dientes delanteros de abajo. Luego los dientes de adulto crecen para ocupar su lugar.

- A veces Usted puede ver primero los molares de los seis años en los cuatro extremos de atrás de la boca. Cada niño/a es diferente.

- Los dientes de adulto delanteros de abajo pueden crecer detras de los dientes de leche delanteros de abajo antes de que hayan caído los dientes de leche. Puede parecer que el niño/a tuviera dos líneas de dientes.

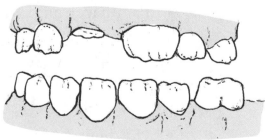

- Cuando los dientes de adulto delanteros de arriba salen tienen unos bultitos (protuberancias) en los bordes. Esto es normal.

Dientes de adulto (permanentes)

¿Qué puedo hacer en casa?

- Revise los dientes de adulto de su hijo/a al menos una vez por semana. Pídale a su hijo/a que abra bien la boca para que usted pueda ver bien.

- Cepille bien los dientes nuevos. Use una pequeña porción de pasta de dientes con fluoruro (flúor) del tamaño de un chícharo si su niño puede escupir.

- Utilice un cepillo de dientes más pequeño para alcanzar la parte de atrás de la boca.

- Déle a su niño/a una planilla o cuadro. Coloque calcomanías (stickers) en la planilla como premios cuando su hijo/a recuerde cepillarse al menos dos veces por día y limpiarse con hilo dental una vez por día.

- Fíjese si su hijo/a lo hace bien. Cepille y límpiele los dientes con hilo dental nuevamente si el niño/a no puede alcanzar cada diente. Use un porta hilo dental (o un tenedor para hilo dental). Facilita la limpieza con hilo dental.

¿Cuándo debo llamar al dentista?

- Si los molares de los seis años de su hijo/a están creciendo.

- Para preguntar si su hijo/a necesita fluoruro (flúor) adicional.

- Para hacer una cita para chequeo cada seis meses.

- Si un diente de adulto crece de un lado y no del otro en un período mayor a seis meses.

¿Qué más debo saber?

- Un diente de adulto puede tomar desde seis meses hasta un año para crecer.

Dientes de adulto (permanentes)

- Si Usted ve dos hileras de dientes, no se asuste. Está bien si un niño/a tiene los dientes de leche y los de adulto al mismo tiempo. Utilice su dedo para sentir si los dientes de leche están flojos. Luego de unas pocas semanas deberán aflojarse más y caerse.

- Los dientes delanteros de abajo (la segunda hilera) son empujados por la lengua. Esto hace que los dientes de leche se aflojen y se caigan.

- El dentista decidirá si los dientes de leche se deben sacar. Si esto sucede, explíquele al niño qué es lo que el dentista hará.

- No se preocupe si Usted ve bultos (protuberancias) en los bordes de los dientes de adulto delanteros de arriba. Esto es normal. Los bultos desaparecerán cuando el niño/a mucrdc.

- A veces, los nuevos dientes de adulto superiores crecen con manchas amarillas, color café o blancas. Si Usted no los cepilla y limpia bien con hilo dental pueden aparecer manchas causadas por los gérmenes que están creciendo. Esto se llama placa.

- Algunas manchas aparecen cuando el diente está creciendo en la encía y al niño/a le da fiebre alta. Algunas manchas aparecen cuando el diente está en la encía y el niño se cae y se lastima el diente de leche.

- Demasiado flúor entre los 18 y 24 meses de edad puede causar manchas en los dientes de adulto del niño/a. Haga lo que el dentista diga con respecto al fluoruro (flúor).

- La mayoría de los niños ya han perdido todos sus dientes de leche cuando alcanzan la edad de 12 años. Tendrán 32 dientes de adulto.

Los selladores

¿Qué son?

Los selladores son
coberturas plásticas seguras
que el dentista coloca sobre
los dientes de atrás. Estas
coberturas mantienen fuera
a los alimentos y a los
gérmenes que causan
las caries.

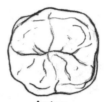

Antes   Después

¿Qué veo?

- Los dientes
  traseros tienen
  hoyos profundos.
  Parecen valles y colinas.
  El sellador de esos
  dientes parece una
  pintura blanca o un
  barniz, pero no es pintura.

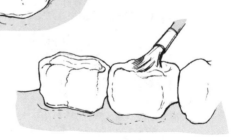

¿Qué puedo hacer en casa?

- Fíjese si le crecen a su niño/a los molares de los seis
  años. Llame a su dentista cuando los vea.

Los selladores

¿Cuándo debo llamar al dentista?

- Si Usted ve que crecen las partes de arriba de los molares de los seis años. El dentista decidirá cuando será el momento de colocar el sellador. Generalmente se coloca el sellador en los molares. El dentista también puede sellar algunos dientes de leche.

¿Qué más debo saber?

- La mayoría de las caries en los niños/as entre los 5 y 17 años de edad están en la zona de masticar (superficie) de los dientes.

- Para el dentista, los selladores son seguros y fáciles de colocar en cada diente. Duran por mucho tiempo.

- Los selladores cuestan mucho menos que un relleno de dientes.

- Los molares sellados tienen menos posibilidades de tener caries.

La mala mordida

¿Qué es?

Una mala mordida significa que los dientes, los labios y la quijada no se alinean de la manera que deberían.

¿Qué veo?

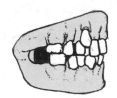

- Los dientes de su hijo/a se ven torcidos.

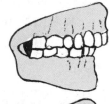

- Los dientes de arriba de su hijo/a pueden estar muy salidos por encima de los dientes de abajo.

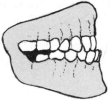

- Los dientes de abajo de su hijo/a pueden estar más salidos hacia delante que los dientes de arriba.

¿Qué puedo hacer en casa?

- Asegúrese de que su hijo se limpie con hilo dental y se cepille cada mañana y cada noche antes de irse a dormir.

- Pregúntele a su dentista cuándo su hijo debería dejar de chuparse el pulgar o los dedos o de usar un chupón. El dedo pulgar o el chupón pueden hacer que la quijada de arriba crezca demasiado hacia adelante.

- Un niño con frenillos no debe comer alimentos pegajosos ni dulces ni goma de mascar. Estos se pegan en los frenillos y pueden causar más caries.

¿Cuándo debo llamar al dentista?

- Si Usted cree que su hijo/a tiene una mala mordida. Su dentista puede querer que su hijo/a visite a un dentista especial llamado ortodoncista.

  - Los ortodoncistas son los dentistas que reciben instrucción adicional después de la escuela de odontología.

  - Ellos estudian cómo alinear correctamente los dientes y la quijada. Esto lo hacen con frenillos y otras cosas que colocan en los dientes.

  - La mayoría de los niños/as visitan a un ortodoncista entre los siete y 14 años.

- El dentista puede querer que su hijo/a visite a un ortodoncista a una edad temprana. A veces encuentran problemas tempranamente. De este modo, es más fácil solucionarlos.

- Algunos problemas no necesitan solucionarse inmediatamente. El dentista u ortodoncista pueden sugerir esperar. Déje que ellos decidan.

- Pídale a su dentista, a sus amigos o familiares que le recomienden un ortodoncista.

¿Qué más debo saber?

- Los dientes amontonados o torcidos son más difíciles de limpiar. Los dientes que son más difíciles de limpiar tienen más caries, más enfermedad de las encías y una mayor pérdida de dientes.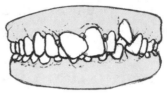

- Los ortodoncistas hacen mucho más que poner frenillos.

- Al principio, el ortodoncista puede usar algo que se pone dentro de la boca y que se puede sacar. Esto se llama un aparato. El aparato guía el crecimiento de la quijada. También crea más espacio para que los dientes de adulto pasen por entre las encías.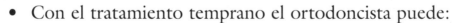

- Con el tratamiento temprano el ortodoncista puede:

  - Corregir el modo que crece la quijada de su hijo/a.

  - Evitar lastimar los dientes que están saliendo.

  - Hacer que los dientes de su hijo/a se vean mejor y así se sentirá mejor.

  - Ayudar a que los dientes de adulto crezcan mejor.

  - Hacer que los labios del niño se unan mejor.

Los protectores bucales para deportes

¿Qué es?

Un protector bucal es una bandeja de plástico blando. Se coloca cubriendo a los dientes.

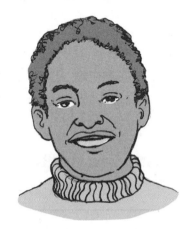

¿Sabía usted?

- Un protector bucal puede ayudar a proteger la boca y los dientes si Usted lo usa cuando practica deportes como éstos:

  - Baloncesto
  - Béisbol
  - Fútbol americano
  - Fútbol
  - Hockey
  - Hockey sobre césped
  - Gimnasia
  - Boxeo
  - *Lacrosse*
  - Vóleibol
  - Skateboarding
  - Patineta
  - Ciclismo

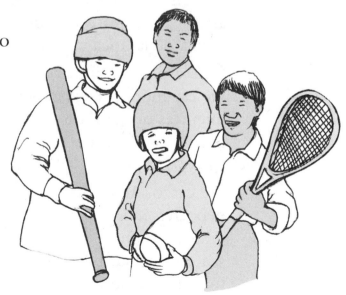

Los protectores bucales para deportes

- Un protector bucal puede protegerlo a Usted contra las roturas o partidas de dientes, lastimaduras de labios y de lengua. También puede proteger la quijada.

¿Qué veo?

- El protector bucal parece un pequeño pedazo de plástico. Usted puede comprar protectores bucales en las tiendas de artículos de deportes.

¿Qué puedo hacer en casa?

- Compre un protector bucal "que se pueda hervir y usar" (*"boil and bite"*) en la tienda de artículos de deportes. El agua tibia lo ablanda. Luego colóquelo en los dientes de arriba. Este protector toma la forma de la boca y los dientes.

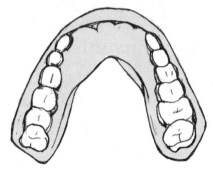

- Siga las instrucciones que vienen en el protector. De ese modo, se ajustará bien y se quedará en su lugar mientras que su hijo practica deportes.

- Asegúrese de que su hijo use casco. Algunos deportes en los que se usa casco son: skateboarding, patinaje, fútbol y ciclismo.

Los protectores bucales para deportes

¿Cuándo debo llamar al dentista?

- Si Usted quiere que le fabriquen un protector bucal. Un protector bucal hecho por el dentista es más caro pero se ajustará mejor que uno "que se pueda hervir y usar" (boil and bite).

- Lleve el protector bucal de su hijo/a al dentista. El dentista puede revisar si tiene una buena forma y si ajusta bien.

¿Qué más debo saber?

- El protector bucal debe estar cómodo en la boca. Debe ser fuerte y fácil de lavar.

- Usted tiene que poder hablar y respirar bien con el protector colocado.

- El protector se debe limpiar con agua fría antes y después de usarse. Se puede limpiar con el cepillo de dientes y pasta de dientes.

- No deje el protector bucal expuesto al calor o al sol. Podría derretirse y perder la forma.

- No deje que nadie use su protector bucal. Esto puede esparcir gérmenes que causan caries.

Ulceras de la boca (llagas)

¿Qué son?

Una úlcera en la boca es
una llaga abierta que duele.
Puede estar en los labios,
las mejillas o en la lengua.
A veces se la llama llagas.

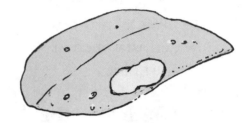

¿Qué veo?

- La úlcera es roja al principio.
  Cambia a un color
  amarillento / blanco.

- Usted puede ver una o
  más en la boca.

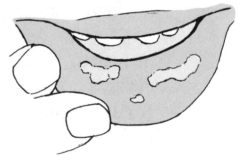

- Las úlceras duran de siete a
  14 días.

- Una vez que la úlcera sana,
  no se puede ver dónde
  estaba. No quedará cicatriz.

¿Qué puedo hacer en casa?

- Los niños que tienen una úlcera que les duele no
  pueden comer ni beber bien. Asegúrese de que coman
  y beban.

- Elija alimentos suaves. No les dé alimentos condimentados, salados o que contengan ácido. Los tomates y las naranjas son el tipo de alimentos que contienen ácido. Causarán dolor y NO se deben comer cuando hay úlceras en la boca.

- Usted podría querer darle Tylenol para el dolor. **No le dé** aspirina a su hijo/a.

¿Cuándo debo llamar al dentista?

- Si Usted ve una úlcera en la boca de su hijo/a o si tiene dolor en la boca. El dentista puede darle medicamentos para niños.

¿Qué más debo saber?

- Algunas personas llaman llagas a este tipo de úlceras.

- No se sabe por qué aparecen estas llagas. Podrían surgir de alergias a los alimentos, estrés, malos hábitos de alimentación o lastimaduras.

- Estas úlceras no se contagian de otras personas.

- Estas úlceras pueden volver otra vez después de haberse ido.

- No utilice un gel o ungüento bucal para quitar el dolor (anestésico) en las úlceras. Puede hacer que la úlcera duela más.

Ulceras por herpes simple

¿Qué es?

El herpes simple es un virus que puede causar una úlcera en la piel. Estas úlceras pueden estar cerca de la boca o de la nariz. También se las llama aftas o herpes febril.

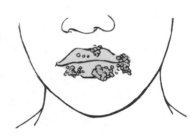

¿Qué veo?

- Una úlcera (afta) pequeña llena de líquido. Aparece en la cara o en el labio.
- Pueden aparecer una o varias.
- La piel puede picar o causar hormigueo antes de aparecer.
- El afta puede romperse, supurar y hacer una costra.
- Después de un tiempo, la costra cae y la piel roja sana.
- Usted verá el afta durante siete a 14 días.

¿Qué puedo hacer en casa?

- No toque el afta ni deje que el niño/a la toque. Las úlceras por herpes simple pueden ir a otras partes del cuerpo y se pueden contagiar a otras personas.
- Lávese las manos después de tocar las úlceras.

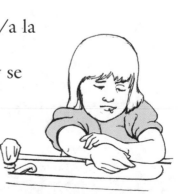

Ulceras por herpes simple

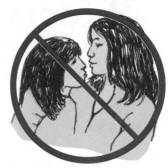

- Una persona que tiene una úlcera no debe compartir tenedores, cucharas ni cuchillos con otras.

- Tampoco debe besar a otras personas.

¿Cuándo debo llamar al dentista?

- Si su hijo/a tiene una ulcera en el labio o alrededor de la boca.

- El dentista puede ordenar un medicamento para ayudar a curar la úlcera. Si Usted toma el medicamento inmediatamente, la úlcera puede desaparecer más rápidamente.

¿Qué más debo saber?

- La mayoría de los niños que tienen herpes simple se contagian por estar cerca o tocar a un miembro de la familia o a un amigo con herpes simple. Se puede contagiar por compartir un tenedor, una cuchara o un vaso con alguien que tiene herpes simple.

- Algunas personas que tienen una úlcera por herpes simple no la volverán a tener.

- Algunas personas tendrán una úlcera otra vez en el mismo lugar o en uno cercano.

- No existe cura para el herpes simple. Los nuevos medicamentos pueden evitar que la persona vuelva a contagiarse.

- La mayoría de las úlceras sanan en un período de siete a14 días y no quedan cicatrices.

El fumar pasivamente y los dientes de los niños

¿Qué es?

Es el humo que sale de un cigarillo, pipa o puro prendido cerca de otra gente. También es el humo que echa el fumador.

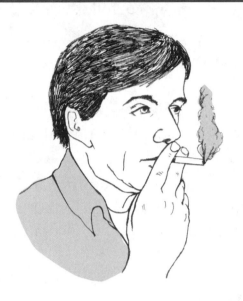

¿Qué veo?

- Los niños/as que son fumadores pasivos tienen más caries en los dientes.

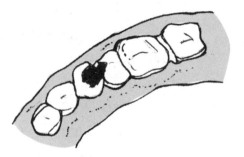

- Los niños que respiran el humo tienen más tos y respiración asmática. Tienen más enfermedades de los pulmones como bronquitis y pulmonía.

El fumar pasivamente y los dientes de los niños

¿Qué puedo hacer en casa?

- Deje de fumar.
- Pídale ayuda a su médico.
- Si Usted fuma, hágalo en lugares abiertos y lejos de las otras personas. Hágalo lejos de los niños/as.
- Enséñele a sus hijos que el fumar o respirar humo les puede hacer daño.

¿Cuándo debo llamar al dentista?

- Si Usted quiere dejar de fumar.
- Dígale a su dentista si Usted fuma en la habitación de su hijo.

¿Qué más debo saber?

- Los fumadores y aquellas personas que son fumadores pasivos tienen resequedad en la boca. Los gérmenes crecen más rápidamente cuando hay menos saliva en la boca. Esto causa más caries.
- La nicotina es una droga que se encuentra en el tabaco. Les permite a los gérmenes crecer más rápidamente en la boca. Esto causa caries.

Los dientes de su hijo/a adolescente (edades: de doce a dieciocho años) 9

A p u n t e s

_____

_____

_____

_____

_____

_____

_____

_____

_____

_____

_____

_____

Cuidado general para los dientes de los adolescentes

¿En que consiste?

El cuidado de los dientes definitivos (de adulto) y el aprendizaje sobre los cambios que pueden ocurrir en la vida de un adolescente que pueden afectar los dientes y la boca.

¿Qué veo?

- A la edad de doce o trece años, la mayoría de los niños tendrán sus dientes de adultos.

  - A veces, puede faltar algún diente de adulto.
  - A veces pueden tener un diente adicional en la parte de atrás de la boca.

¿Qué puedo hacer en casa?

- Asegúrese de que su hijo/a adolescente coma alimentos y bocadillos saludables.
- Asegúrese de que su hijo/a adolescente reciba suficiente calcio. Esto es muy importante para los adolescentes.
- Asegúrese de que su hijo/a adolescente coma alimentos con mucho calcio como queso, yogur y leche. Si su hijo/a no come ni bebe productos lácteos, pídale a su médico o dentista que le ayude a encontrar otras maneras de que su hijo/ a adolescente pueda recibir suficiente calcio.
- Intente limitar las bebidas gaseosas (sodas). Si su hijo/a adolescente bebe bebidas gaseosas, el beberlas con las comidas le hará menos daño a los dientes que si las bebe aparte de las comidas.

114

Cuidado general para los dientes de los adolescentes

- Recuérdele a su hijo/a adolescente que se debe cepillar al menos dos veces al día en la mañana y antes de irse a dormir. Asegúrese de que use pasta con fluoruro (flúor). Asegúrese de que se limpie los dientes con hilo dental por lo menos una vez al día.

- Lea la información de este capítulo sobre el tabaco, las perforaciones en el cuerpo y los trastornos de alimentación. Hable con su hijo/a adolescente de los problemas que él/ella podría tener debido a estas cosas.

¿Cuándo debo llamar al dentista?

- Su hijo/a debe ver al dentista cada seis meses para una revisión.

- Llame al dentista si su hijo/a adolescente todavía tiene dientes de leche.

- Si su hijo/a adolescente tiene dientes torcidos, usted debe llamar al dentista.

- Si Usted cree que su hijo/a adolescente pueda tener un trastorno de alimentación, llame al médico o al dentista.

- Si Usted cree que su hijo está consumiendo drogas, o fuma o mastica tabaco, llame al médico o al dentista.

¿Qué más debo saber?

- Los años de la adolescencia pueden ser una época emocional tanto como una época durante la cual se encuentran muy ocupados. Los padres pueden sentir que pasan menos tiempo con sus hijos/as adolescentes y tienen menos control sobre lo que sus hijos/as hacen. Es importante recordar que es bueno dar un buen ejemplo a los hijos adolescentes y continuar guiándolos.

115

Los frenillos

¿Qué son?

Los frenillos son los alambres que se ponen en los dientes para tratar la mala mordida. La mala mordida es cuando los dientes y la quijada no se alinean de la manera correcta.

¿Qué veo?

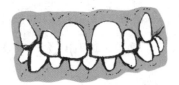

- Su hijo/a adolescente puede tener los dientes torcidos o amontonados.

¿Qué puedo hacer en casa?

- Si su hijo/a adolescente no vio un dentista especial llamado ortodoncista cuando era pequeño, puede visitar uno ahora que es adolescente.

- Si su hijo/a adolescente tiene frenillos, asegúrese de que haga lo que el ortodoncista diga. Asegúrese de que su hijo/a adolescente use las bandas de goma o las mentoneras que se le dan.

- Es muy importante cepillarse después de cada comida y limpiar los dientes con hilo dental al menos dos veces al día cuando se usan frenillos.

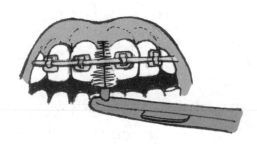

- Es importante no comer o masticar alimentos que son pegajosos como caramelo, crocante de cacahuates (*peanut brittle*) o goma de mascar. Estos alimentos pueden romper los frenillos.

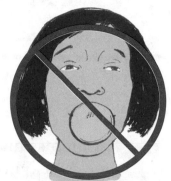

- Una persona que tiene frenillos no debe masticar hielo. El hielo puede romper los frenillos.

- Si su hijo/a adolescente rompe los frenillos, el tratamiento puede llevar más tiempo.

¿Cuándo debo llamar al dentista?

- Llámelo si alguna parte de los frenillos o algún accesorio de su hijo/a adolescente se rompe. Es muy importante repararlo inmediatamente.

¿Qué más debo saber?

- Su hijo/a tendrá que usar un retenedor luego de que termine el tratamiento. El retenedor mantiene los dientes en su lugar.

- Si su hijo/a adolescente no se cepilla o limpia bien los dientes con hilo dental todos los días mientras tiene frenillos, los dientes pueden tener manchas blancas o amarillas / color café cuando se quitan los frenillos.

Las muelas de atrás (del juicio)

¿Qué es?

Las últimas muelas en la parte de atrás de la boca se llaman muelas del juicio. Las muelas del juicio son los terceros molares (molares de los dieciocho años). Son los últimos dientes de adulto que crecen. Los dientes de adulto generalmente salen entre los 17 y los 21 años.

¿Qué veo?

- Usted puede ver o no a las muelas del juicio que están creciendo. Si no hay lugar para que crezcan porque la quijada no es lo suficientemente grande, las muelas del juicio pueden atascarse (incrustarse) debajo de las encías.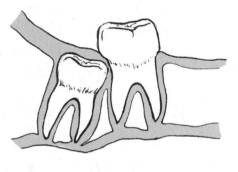

- A veces Usted puede ver solamente una parte de las muelas del juicio si no hay lugar para que crezcan. Si esto sucede, Usted podrá ver una infección causada por los gérmenes que están alrededor de estas muelas. Si hay una infección, Usted podrá ver una hinchazón (inflamación) cerca de las muelas. Usted también podrá observar el daño causado a las muelas cercanas a las muelas del juicio Puede haber dolor y la quijada se puede sentir rígida.

Las muelas de atrás (del juicio)

¿Qué puedo hacer en casa?

- Si el dentista cree que hay lugar para las muelas del juicio, se debe cepillarlas y limpiarlas con hilo dental muy bien dos veces al día.

- Si hay dolor o hinchazón, no se puede resolver esto en casa. Usted debe visitar al dentista.

¿Cuándo debo llamar al dentista?

- Un/a adolescente debe visitar al dentista cada seis meses. El dentista podrá ver si habrá lugar para las muelas del juicio. El dentista también podrá revisar si las muelas del juicio están sanas. El dentista puede decidir si las muelas del juicio tienen que ser sacadas y entonces lo enviará a Usted a un dentista especial llamado cirujano oral. El cirujano oral revisará las muelas del juicio y las sacará si es necesario.

¿Qué más debo saber?

- A veces, si una muela del juicio se atasca (incrusta), se puede formar un quiste alrededor. Un quiste es un saco o bolsa pequeña lleno de líquido que puede lastimar el hueso o los dientes cercanos.

- Si hay que extraer las muelas del juicio, hágalo pronto. Es mejor extraerlas cuando la persona es adolescente.

Los problemas con la alimentación

¿Qué son?

Los problemas de alimentación ocurren cuando los adolescentes intentan adelgazar y dejan de comer, comen mucho y luego vomitan o comen mucho en un período muy corto y engordan.

¿Qué veo?

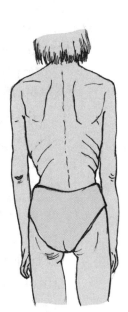

- Un/a adolescente muy delgado/a se ve esquelético.
- Un/a adolescente que es muy delgado y siempre está haciendo ejercicio.
- Un/a adolescente que es muy delgado/a pero dice que está gordo/a.
- Un/a adolescente que come mucho y usa el baño para vomitar inmediatamente después de comer.
- Un/a adolescente que come mucho pero nunca aumenta de peso.
- Un/a adolescente que come mucha comida en un período de tiempo muy corto.
- Un/a adolescente que puede tener boca seca, muchas caries y que tenga desgastado el esmalte de los dientes.
- Los/as adolescentes pueden tener dolor en la boca cuando comen alimentos calientes o fríos.

Los problemas con la alimentación

¿Qué puedo hacer en casa?

- Comer alimentos saludables y hacer ejercicio. Enseñarle a su hijo/a adolescente a hacer lo mismo.

- Servir alimentos saludables en las cantidades correctas. Los/as adolescentes necesitan tres comidas al día y dos meriendas.

- Trate de que los miembros de su familia se sienten a comer todos juntos.

- Enséñele a su hijo hábitos alimenticios saludables:

  - No obligue a su hijo a comer todos los alimentos de su plato. Su hijo adolescente debe dejar de comer cuando se sienta satisfecho.

  - No use los alimentos como recompensa.

  - No use los alimentos para hacer que su hijo/a adolescente se sienta mejor. Cuando su hijo/a adolescente esté triste, hable con él/ ella. El comer no ayuda.

  - No use alimentos para castigar a su hijo/a adolescente.

- Observe para descubrir si su hijo/a puede tener un problema de alimentación.

- No hable de dietas cerca de su hijo/a adolescente. Nunca le diga a su hijo/a adolescente que haga una dieta.

- Fíjese si su hijo/a adolescente va al baño inmediatamente después de las comidas.

- Lleve a su hijo/a adolescente al médico o al dentista si Usted está preocupado. Si Usted cree que su hijo/a adolescente puede tener un problema de alimentación, no le crea cuando le dice que se siente o está bien.

121

Los problemas con la alimentación

- Si un/a adolescente vomita después de comer, se debe enjuagar la boca con agua, agua con bicarbonato de soda o leche inmediatamente después de vomitar.

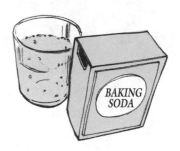

¿Cuándo debo llamar al dentista?

- Si Usted cree que su hijo/a adolescente tiene un problema de alimentación. El médico o el dentista pueden decirle a Usted dónde pedir ayuda.

- Si su hijo/a adolescente tiene un problema de alimentación, llame al dentista para que le haga una revisión. El dentista puede revisar cualquier problema. El dentista puede hacer una bandeja para la boca del adolescente para colocarle un gel de fluoruro (flúor). Si el adolescente tiene sequedad en la boca, el dentista puede darle una goma de mascar o una pasta de dientes especial.

¿Qué más debo saber?

- Los problemas con la alimentación pueden afectar los dientes, las encías, la boca y todo el cuerpo. Estos problemas con la alimentación pueden causar la muerte.

- Los problemas con la alimentación pueden comenzar al principio de la adolescencia.

- Cualquier adolescente puede tener un problema con la alimentación. No importa si el adolescente tiene muy buenas notas en la escuela o si es perfecto en otros aspectos.

Las perforaciones en el cuerpo

¿Qué son?

Las perforaciones en el cuerpo son agujeros que se hacen en la piel, los labios o la lengua para colocarse aros, tachas y otros adornos. Puede afectar la piel y los dientes y causar dolor, inflamación, infección, dientes astillados, pérdida de dientes, pérdida del gusto y babeo.

¿Qué veo?

- Usted verá aros, tachas o una pequeña barra con una bolita atornillada en la perforación de los labios, debajo del labio de abajo, o atravesando la lengua.

  - En las perforaciones de la lengua se usa una pequeña barra con bolitas. Es una barra de acero inoxidable con una bolita atornillada.

  - Usted puede ver dientes dañados y astillados por morder la barra accidentalmente o por masticar las joyas simplemente.

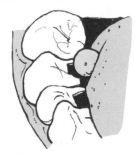

- Usted no verá el daño de los dientes con un anillo o una tacha en el labio, pero podrá ver el daño en las encías.

- Usted podrá ver hinchazón, infección, más saliva que fluye, y un daño en las encías causado por las perforaciones en la boca.

¿Qué puedo hacer en casa?

- Hable de las perforaciones antes de que su hijo/a adolescente decida hacérselas. Si su hijo/a adolescente va a hacerse una perforación, asegúrese de que sea hecha en un lugar limpio y seguro.

- Asegúrese de que su hijo/a adolescente controle que la bolita esté colocada en la barra y que los anillos y tachas estén en su lugar. Si se afloja alguna pieza, podría atragantarse con las joyas.

¿Cuándo debo llamar al dentista?

- Si alguien perfora la lengua de su hijo/a adolescente y perfora un vaso sanguíneo por accidente, la lengua sangrará mucho. Usted tendrá que llamar al dentista, al médico o al 911 inmediatamente.

- Lleve a su hijo/a adolescente al dentista luego de una perforación para asegurarse de que no haya infecciones. Si hay una infección, el dentista puede querer darle a su hijo/a adolescente un antibiótico, que es el medicamento que se receta para las infecciones.

- En casos extremos, la lengua se puede hinchar tanto que puede cerrar la entrada del aire e impedir que la persona respire. Su hijo/a adolescente podría morir por esto. Usted tendría que llamar al 911 para los servicios de emergencias.

- Ante la primera señal de problemas con las perforaciones, llame al dentista o al médico.

El tabaco sin humo

¿Qué es?

Los principales tipos de tabaco sin humo son: mascar tabaco y olerlo / aspirarlo.

¿Qué veo?

- El tabaco para mascar viene en un paquete o en una lata pequeña.

- Usted verá un poco de tabaco para mascar en la boca que se mastica para mezclarlo con la saliva.

- En el lugar donde se encuentra el tabaco en la boca Usted verá una zona color café o amarillenta y muy arrugada.

- Usted verá que la gente que masca tabaco tiene más caries. El tabaco para mascar contiene azúcar y el tabaco para oler o aspirar tiene muy poco.

- Usted podrá ver que los dientes están manchados.

- La persona que masca tabaco puede tener mal aliento.

- Usted podrá ver que las encías se desgastan (se retraen) y van dejando al descubierto los dientes y hacen que se vean más grandes. Se pueden ver caries en estas raíces. Estas raíces también pueden doler a causa de las bebidas o comidas calientes o frías.

El tabaco sin humo

¿Qué puedo hacer en casa?

- Si su hijo/a adolescente masca tabaco, pida ayuda a un médico o dentista para que pueda dejar de hacerlo.

¿Cuándo debo llamar al dentista?

- Llame al dentista si ve arrugas o la mancha donde se asienta el tabaco. Si las manchas se controlan pronto, se puede evitar el cáncer.

¿Qué más debo saber?

- El tabaco sin humo y el tabaco para oler / aspirar pueden causar cáncer de boca.

- Hay nicotina (una droga) en el tabaco, y ésta es liberada cuando se masca el tabaco. Su hijo/a adolescente puede convertirse en adicto a la nicotina muy rápidamente.

- Habrá más caries en el lado de la boca donde se asienta el tabaco.

- Las personas que mascan tabaco pueden perder los sentidos del gusto y del olfato.

El tabaco para fumar

¿Qué es?

Es el tabaco que se fuma en un cigarrillo, un puro o una pipa.

¿Qué veo?

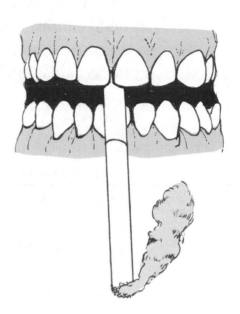

- Usted verá que mucha gente empieza a fumar en los años de la adolescencia.
- Usted podrá ver la enfermedad de las encías. Las personas que fuman tienen más enfermedad de las encías.

¿Qué puedo hacer en casa?

- Ayude a su hijo a dejar de fumar. La adicción empieza rápidamente una vez que se comienza a fumar.

¿Cuándo llamo al dentista?

- Si su hijo/a adolescente fuma, asegúrese de avisarle al dentista.
- Pídale al dentista que le dé información a su hijo/a adolescente y que le ayude a dejar de fumar.

¿Qué más debo saber?

- Asegúrese de que su hijo/a adolescente conozca todos los riesgos de fumar, incluyendo el daño que le causa a la boca y a los dientes. A veces, saber cierta información puede cambiar la opinión de una persona sobre el hábito de fumar. Aquí hay algunos temas que Usted puede hablar con su hijo/a adolescente:

  - Cuando más tiempo se fuma, más posibilidades hay de enfermarse por causa del tabaco.

  - Las personas que fuman tienen más posibilidades de tener cáncer de boca, garganta, pulmones y otros tipos de cáncer.

  - Si uno fuma y bebe alcohol tiene un riesgo muy alto de tener cáncer de boca.

  - Los puros también causan cáncer de boca.

  - Los fumadores de cigarrillos tienen la lengua negra y desagradable.

  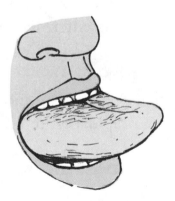

  - Los fumadores pueden perder sus dientes a causa de la enfermedad de las encías.

Adultos

10

Apuntes

Los rellenos dentales

¿Qué son?

El relleno dental es el material que se usa para rellenar un diente gastado, lastimado o malo. Los rellenos dentales arreglan los dientes que tienen caries.

¿Qué veo?

- **Los rellenos de plata** se ven del color plateado.

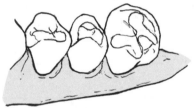

- **Los rellenos compuestos** son una mezcla de plástico y otras cosas que son del color del diente.

- **Los ionómeros vítreos** son como los rellenos compuestos, pero tienen una pequeña cantidad de fluoruro (flúor). El fluoruro (flúor) sale muy lentamente. Ayuda a evitar que el diente tenga una nueva caries.

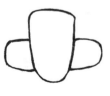

¿Qué puedo hacer en casa?

- Cepille sus dientes al menos dos veces al día y limpie diariamente los espacios entre los dientes con hilo dental. Esto puede ayudar para que usted no tenga

agujeros en sus dientes ni
necesite rellenos. Use pasta
de dientes con fluoruro
(flúor).

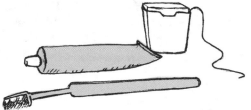

¿Cuándo debo llamar al dentista?

- Si un diente o muela se rompe. El dentista querrá ver que se necesita para arreglar el diente.

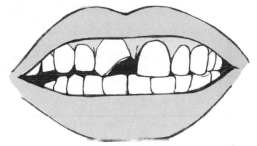

- Si su diente le duele cuando usted come alimentos dulces, calientes o fríos.

- Si usted siente su nuevo relleno "alto". Esto significa que toca antes que sus otros dientes cuando Usted cierra la boca.

¿Qué más debo saber?

- La mayoría de los rellenos se hacen en una visita. El dentista prepara el diente. Luego coloca el relleno en el diente.

- Las cosas frías o calientes pueden molestar en el diente durante algunos días o semanas luego del relleno.

- Hay otros tipos de rellenos. Su dentista hablará con Usted sobre los rellenos si Usted los necesita. Si Usted necesita más de dos o tres rellenos, su dentista le pedirá que haga una segunda visita para hacerlos todos.

Los dientes faltantes

¿Qué son?

Cuando el diente de un adulto se sale y queda un espacio en la boca. Esto puede suceder debido a accidentes, caries o la enfermedad de las encías. Los dentistas pueden hacer dientes postizos para reemplazar los dientes que faltan de su boca.

¿Sabía usted?

- Se deben reemplazar los dientes faltantes para mantener la boca sana.
- Los dientes faltantes pueden reemplazarse por:
  - Una dentadura postiza parcial móvil (que se puede quitar)
  - Una dentadura completa
  - Un puente
  - Un implante

  Usted podrá aprender más sobre cada uno de ellos más adelante en este capítulo.

¿Qué veo?

- Un espacio en la boca en el lugar donde estaba el diente.
- La cara puede hundirse por fuera en el lugar donde estaba el diente.

Los dientes faltantes

- Los dientes delanteros pueden separase entre sí si el diente que falta es un diente de atrás.

- Los dientes cercanos a un diente faltante pueden inclinarse hacia el espacio vacío. Es más difícil limpiar los dientes cuando se mueven o cuando están torcidos.

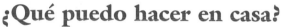

- Las encías alrededor de los dientes torcidos pueden hincharse.

- Las encías pueden sangrar cuando Usted limpia los dientes con hilo dental.

- Los dientes torcidos pueden causar caries y la enfermedad de las encías.

¿Qué puedo hacer en casa?

- Cepíllese los dientes al menos dos veces al día y limpie diariamente los espacios entre los dientes con hilo dental así evitará perder dientes. Use pasta de dientes con fluoruro (flúor).

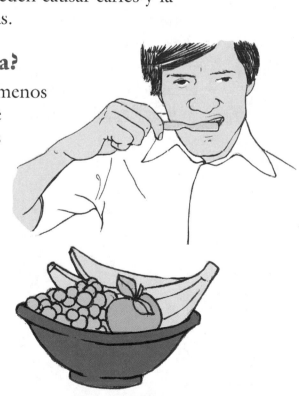

- Coma los alimentos correctos.

- Visite al dentista para hacer los chequeos.

Los dientes faltantes

¿Cuándo debo llamar al dentista?

- Para hablar de las cosas que se pueden hacer para reemplazar los dientes faltantes.

¿Qué más debo saber?

- Los dientes trabajan juntos entre sí para ayudarle a Usted a masticar, hablar y sonreir. Puede ser difícil hacer estas cosas cuando faltan uno o más dientes.

- El modo en que los dientes se acoplen entre sí no será el mismo si los dientes cercanos al diente faltante se mueven. Esto causa estrés en los dientes y encías.

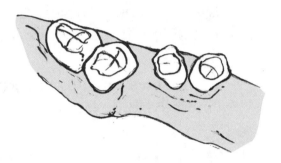

- Masticar de un solo lado debido a la falta de dientes puede causar estrés en las articulaciones de la quijada.

Las coronas

¿Qué es?

Una corona (también llamada tapa) es una cobertura para un diente roto o dañado. Se coloca sobre el diente y se ve como 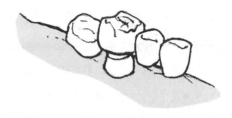 el diente. Hace que su diente tenga la forma y tamaños correctos otra vez. Una corona puede estar hecha de metal, porcelana o de ambos materiales.

¿Qué veo?

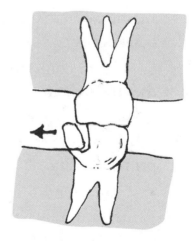

- Un diente rajado o muy roto. Usted puede necesitar una corona.

- Usted puede no ver una rajadura en su diente o muela. Usted puede tener dolor al comer alimentos calientes o fríos. Usted puede sentir dolor cuando muerde algo.

- Usted puede querer una corona si sus dientes delanteros tienen una mala forma o si no están blancos.

- Una corona hecha de porcelana lucirá como un diente real.

Las coronas

¿Qué puedo hacer en casa?

- Trate a su diente con corona como si fuera un diente real. Cepille sus dientes al menos dos veces al día y limpie diariamente los espacios entre los dientes con hilo dental. Use pasta de dientes con fluoruro (flúor).

- Limpie la zona donde la corona y las encías se unen. Este es el lugar donde se puede formar una nueva caries.

- No muerda alimentos pegajosos o duros ni hielo si Usted tiene una corona de porcelana. La corona se puede romper o aflojarse.

¿Cuándo debo llamar al dentista?

- Llame al dentista inmediatamente si su diente se rompe o si morder le causa dolor.

- Si no está contento con el aspecto de sus nuevos dientes delanteros. Dígale al dentista cómo Usted quiere que luzcan.

- El dentista preparará el diente para una corona en la primera visita.

  - Usted tendrá una corona de plástico temporal que usará durante un tiempo corto.

  - Pregunte si Usted puede limpiarse con hilo dental alrededor de esta corona. No mastique dulces pegajosos o goma de mascar (chicle) cuando Usted tiene una corona temporaria.

136

- ▪ En la visita siguiente el dentista colocará la corona permanente.

- Llame al dentista si la corona temporal se sale. El dentista la pegará otra vez o le hará una nueva. Si Usted no va al dentista, los dientes de alrededor de la corona que se ha salido se pueden mover. Luego la corona permanente no entrará bien.

- Usted sentirá bien la nueva corona en algunos días. El dentista debe verlo otra vez si Usted muerde y siente la corona primero. El dentista puede hacer que la corona ajuste mejor.

¿Qué más debo saber?

- El dentista puede ayudarle a decidir qué corona es mejor para Usted

- Las coronas de metal son más fuertes que las de porcelana.

- Se puede usar una corona de metal en los dientes de atrás donde no se ve.

- Las coronas con porcelana y metal se pueden usar en los dientes delanteros o en los dientes traseros.

Los puentes

¿Qué es?

Un puente reemplaza a uno o más dientes faltantes. Los dientes de ambos lados se usan para sostener uno o más dientes postizos en el medio. Estos dientes de los lados necesitan coronas. Las coronas están unidas en cada lado a los dientes postizos.

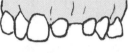

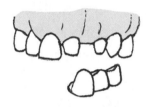

¿Sabía usted?

- Sólo un dentista puede sacar un puente.

- Un puente ayuda a mantener la forma normal de la cara. Puede ayudar a mantener los labios y las mejillas levantados.

¿Qué veo?

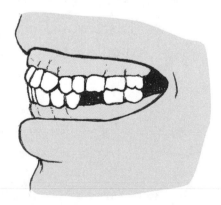

- Usted verá un espacio entre los dientes antes de que a Usted le coloquen el puente.

- Luego de que se coloca el puente, parecerá un diente real.

¿Qué puedo hacer en casa?

- Cuide bien su puente.

    - Puede ser necesario reemplazarlo si los dientes que están debajo del puente se arruinan.

    - Puede ser reemplazado si las encías alrededor del puente contraen la enfermedad de las encías.

- Cepille sus dientes por lo menos dos veces al día y limpie diariamente los espacios entre los dientes con hilo dental. Use pasta de dientes con fluoruro (flúor).

Los puentes

- Use un enhebrador de hilo dental que le ayudará a pasar el hilo dental por entre el puente y las encías para poder limpiarlos.

¿Cuándo debo llamar al dentista?

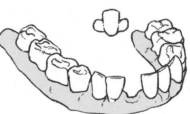

- Si a Usted le falta un diente y quiere que se lo reemplace.

- Si Usted tiene dolor en el área del puente.

¿Qué más debo saber?

- Su dentista hablará con Usted sobre los mejores puentes para su caso.

- Los puentes se hacen de metales como el oro.

- Se puede usar porcelana para hacer que el puente parezca real.

Tratamiento del nervio

¿Qué es?

Un tratamiento del nervio es lo que el dentista puede hacer para ayudar cuando hay mucho dolor de muela o diente o caries profundo.

¿Sabía usted?

- Los vasos sanguíneos y los nervios están en un espacio dentro de los dientes llamado pulpa.
  - La pulpa se puede infectar debido a un agujero profundo, una rajadura o por un golpe en la cara.
  - Si hay muchos rellenos en el mismo diente, se puede infectar.
- Es necesario un tratamiento del nervio cuando se infecta la pulpa. Usted puede tener mucho dolor e inflamación en la cara si no se arregla el diente.
- La infección puede causar fiebre. Esta infección se puede esparcir a otras partes del cuerpo.

¿Qué veo?

- Puede doler cuando Usted come o bebe cosas frías. El dolor puede continuar aunque Usted quite la comida de sus dientes.
- Su cara puede estar hinchada si Usted tiene una infección.

Tratamiento del nervio

- La encía alrededor del diente puede doler cuando Usted la toca. Puede suceder que Usted no vea nada malo o que vea un grano con pus en la encía. Puede doler cuando muerde los alimentos.

- El diente puede tener un color gris o gris oscuro.

- El dentista hace una radiografía (rayos X) del diente para ver si Usted necesita un tratamiento del nervio.

¿Qué puedo hacer en casa?

- Cepíllese los dientes y límpielos con hilo dental por lo menos dos veces al día. Use pasta de dientes con fluoruro (flúor). Esto puede ayudar para que usted no llegue a necesitar un tratamiento del nervio.

- Visite al dentista para una revisión dental cada seis meses.

- Su diente puede doler por unos días luego de tener un tratamiento del nervio. El dentista puede recetarle Tylenol u otro medicamento para quitarle el dolor o tratar la infección.

¿Cuándo debo llamar al dentista?

- Si Usted tiene un dolor constante y siente presión en los dientes o en la quijada de arriba.

- Si su diente le duele cuando muerde los alimentos.

- Si su diente le duele cuando Usted come o bebe cosas frías.

- Si siente como si los latidos del corazón estuvieran en el diente.

141

Tratamiento del nervio

- Si siente dolor en el diente que lo despierta.

- No espere que el dolor se quite antes de llamar al dentista. No se quitará. El diente dolerá aún más. Puede ser que tengan que sacárselo si Usted espera demasiado.

- Si Usted necesita un tratamiento del nervio, el dentista hace un pequeño agujero en el diente y limpia el espacio del nervio. **El diente y las raíces quedarán en su lugar.** Si su diente tiene una rajadura, el dentista puede pedirle que no haga rechinar los dientes ni mastique cosas como hielo.

¿Qué más debo saber?

- El tratamiento del nervio no le causa dolor a la mayoría de las personas.

- Si Usted tiene un tratamiento del nervio, no mastique ni muerda con ese diente hasta que el dentista le coloque la corona.

  - El diente se puede romper si la corona no está colocada.

  - Puede ser necesario extraer el diente si se rompe en pedazos.

- Usted puede sentir el diente extraño luego de un tratamiento del nervio. Llame al dentista si todavía le duele.

- Usted puede necesitar un dentista especial llamado endodoncista. Estos dentistas sólo hacen tratamientos del nervio. Su dentista le dirá si Usted necesita ver a un endodoncista.

- En la mayoría de los casos, es mejor tener un tratamiento del nervio a que le saquen el diente o la muela.

Las dentaduras postizas parciales móviles

¿Qué son?

Las dentaduras postizas parciales móviles reemplazan a los dientes faltantes con dientes postizos que Usted mismo puede poner y sacar. A veces se las llama un "parcial". Ayudan a masticar y a hablar. Al igual que los puentes, sostienen los labios y las mejillas.

¿Qué veo?

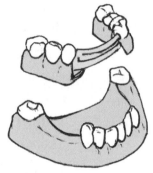

- Una dentadura móvil es una dentadura postiza enganchada a una base de plástico rosada o del color de las encías. Tiene abrazaderas de metal que se enganchan en los dientes reales.

¿Qué puedo hacer en casa?

- Usted deberá acostumbrarse a colocar y sacar la dentadura parcial. Deberá poder colocarse fácilmente. Nunca la fuerce. Puede doblar o romper una abrazadera. Usted puede lastimar los dientes que la sostienen en su lugar.

- La dentadura móvil debe sentirse cómoda para comer una vez que se ajuste bien. Comience con alimentos blandos cortados en pedazos pequeños. Mastique en ambos lados de la boca.

Las dentaduras postizas parciales móviles

- Intente no comer alimentos pegajosos o duros hasta que no se acostumbre a la dentadura móvil.

- La dentadura parcial deberá ayudarle a poder hablar claramente. Si Usted no puede hablar claramente al principio, lea en voz alta. Repita las palabras que son difíciles de decir.

- Sáquese la dentadura todos los días para limpiarla. Haga ésto sobre algo suave como una toalla en el lavabo. De esta manera la dentadura no se romperá si se cae.

- Cepíllela todos los días. Así evitará que se manche y ensucie. Use un cepillo de dientes suave. Hay cepillos especiales para las dentaduras.

- Use jabón de manos o detergente suave de lavar los platos. Enjuague muy bien. Use un limpiador de dentaduras postizas que tenga el sello de aceptación de la Asociación Dental Estadounidense *American Dental Association (ADA)*.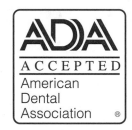

- Enjuague la dentadura móvil primero. Use un cepillo suave y húmedo para limpiarla.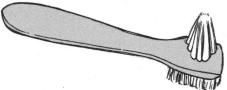

- Limpie muy bien con pasta de dientes los dientes reales que están al lado de la dentadura. Puede haber gérmenes pegados a las abrazaderas de metal que tocan a los dientes reales. Estos dientes tienen más posibilidades de tener caries.

Las dentaduras postizas parciales móviles

¿Cuándo debo llamar al dentista?

- Si Usted tiene un problema con su nueva dentadura móvil.

- Si la dentadura móvil pone mucha fuerza o presión sobre alguna zona. Se puede inflamar esa zona.

- No intente arreglar la dentadura móvil Usted mismo. Llame a su dentista.

- Si la dentadura móvil se rompe, astilla o se siente áspera.

- Si un diente se sale de la dentadura móvil.

¿Qué más debo saber?

- El dentista deberá decirle cuando debe usar su dentadura parcial y cuando debe quitársela. El dentista puede querer que Usted la use durante el día y se la quite durante la noche.

- El dentista puede mostrarle cómo limpiar la dentadura móvil.

- Una dentadura móvil que no se mantiene mojada cambia de forma y no encaja bien. Colóquela en un vaso de agua o en limpiador de dentaduras cuando duerme. Cambie esta agua o limpiador todos los días. Cepille y enjuague la dentadura móvil antes de volverla a colocar en la boca.

- Su boca puede cambiar cuando Usted envejece o gana o pierde peso. Sus encías pueden encogerse. Esto deja un espacio entre las encías y la dentadura móvil. El dentista necesitará arreglarla.

Las dentaduras postizas

¿Qué son?

Las dentaduras postizas son un conjunto de dientes postizos. Pueden reemplazar los dientes de arriba, los de abajo o ambos. Sostiene las mejillas y los labios. Su cara puede hundirse y Usted parecerá de más edad si no la usa.

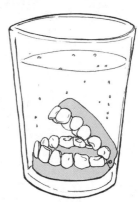

¿Qué veo?

- Una dentadura postiza completa está formada por dientes colocados en una base de plástico. La base de plástico es del color de sus encías.

- La base de la dentadura de arriba cubre el techo de la boca.

- La base de la dentadura de abajo parece una herradura. Tiene esa forma para dejar lugar a la lengua.

- Los dientes de la dentadura se parecen a los dientes propios cuando estaban sanos.

¿Qué puedo hacer en casa?

- Se pueden sentir flojas las dentaduras el primer día. Las mejillas y las encías aprenden a sostenerla en su lugar. Se forma un sello entre la saliva de la boca y las encías.

Las dentaduras postizas

- Usted debe acostumbrarse a comer con la dentadura. Coma alimentos blandos cortados en pedazos pequeños al principio. Mastique lentamente y en ambos lados así no se mueve la dentadura.

- No intente morder cosas con los dientes delanteros. Corte los alimentos y mastique con los dientes de atrás. Los dientes de atrás hacen todo el proceso de masticado cuando Usted tiene una dentadura postiza.

- Lea en voz alta así podrá aprender a hablar bien con la nueva dentadura. Repita las palabras que son difíciles de decir.

- Las dentaduras pueden resbalarse si Usted bosteza, se ríe, tose o sonríe. Muerda y trague para volver a colocarlas en su lugar.

- Sáquese la dentadura y límpiela todos los días.

- Use un cepillo suave para limpiarlas así no se manchan.

- Coloque una toalla debajo cuando Usted se saca la dentadura. De ese modo, no se romperá si se cae.

¿Cuándo debo llamar al dentista?

- Si Usted tiene llagas dolorosas en la boca. Puede ser necesario reparar la dentadura.

- Si la dentadura se afloja. El dentista puede querer que Usted use una crema para mantenerla en su lugar.

- Llame a su dentista si la crema no ayuda. Es posible que Usted tenga una llaga.

- Llame al dentista para hacerse chequeos anuales aún si Usted no tiene dientes. El dentista podrá así asegurarse de que su boca está sana y que su dentadura se acopla correctamente. El dentista puede detectar enfermedades como el cáncer de boca.

Las dentaduras postizas

¿Qué más debo saber?

- Pregúntele a su dentista cuánto tiempo por día Usted debe usar la dentadura.

  - El dentista puede querer que Usted la use todo el tiempo al principio. De ese modo, Usted podrá acostumbrarse a la dentadura.

  - El dentista puede querer que Usted se la quite en la noche una vez que Usted esté acostumbrado a usarla.

- La dentadura generalmente debe estar fuera de la boca al menos cuatro horas diarias.

- Limpie la dentadura después de las comidas y antes de irse a dormir.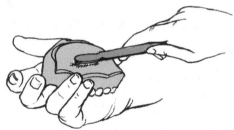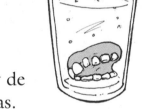

- Mantenga la dentadura alejada de los niños pequeños y de las mascotas. Los perros pueden masticarlas.

- Las dentaduras se gastan con el paso del tiempo. Puede suceder que no encajen bien si Usted gana o pierde peso. Puede ser necesario reemplazarlas.

- Puede ser necesario volver a alinear su dentadura. Esto es cuando los dentistas ponen un plástico nuevo debajo para que encajen mejor.

- Las dentaduras que no encanjan bien pueden causar problemas. No intente arreglar la dentadura Usted mismo. Deje que el dentista la arregle.

- Cepíllese las encías y la lengua con un cepillo suave aún si Usted no tiene dientes.

El dolor de la quijada

¿Qué es?

El dolor en la cara, el cuello o los hombros puede tener su origen en la quijada. Puede suceder cuando Usted rechina o junta los dientes.

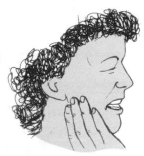

¿Qué veo?

- Es posible que Usted no pueda abrir mucho la boca.
- Usted no sabrá si rechina los dientes cuando duerme. Generalmente un miembro de la familia lo oye. Suena como si Usted estuviera masticando rocas.
- Usted puede sentir dolor pero no ver nada.
- Usted puede tener dolor cuando mueve la mandíbula inferior.
- Usted puede tener dolores de cabeza, de oído o zumbidos en los oídos.
- Usted puede despertarse con los dientes, los músculos o las quijadas adoloridos.

¿Qué puedo hacer en casa?

- Si Usted tiene esta clase de dolor, visite al dentista o al médico para asegurarse de que el dolor proviene de la quijada.
- Hay algunas cosas que el dentista o el médico pueden querer que Usted haga en casa para reducir el dolor de la quijada.
    - Comer alimentos blandos.

149

El dolor de la quijada

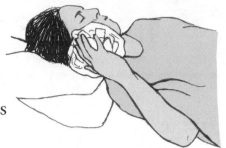

- Aplicar una compresa de hielo o de calor por cinco minutos cada aplicación tres veces al día.

- Mantenga la mandíbula en su lugar cuando bosteza.

- Deje de consumir goma de mascar.

- Haga ejercicios para las articulaciones y los músculos de la quijada.

¿Cuándo debo llamar al dentista?

- Si Usted tiene dolor en la quijada o si le es difícil abrir y cerrar la boca. El dentista puede querer hacer un molde de plástico para morder. Evita que Usted rechine los dientes cuando duerme.

- El dentista puede recetarle medicamentos para Usted. Estos relajarán los músculos de la quijada o le ayudarán con el dolor.

¿Qué más debo saber?

- Rechinar los dientes puede desgastarlos y causarle a Usted dolor de la quijada.

- Si Usted aprieta o rechina sus dientes puede rajar o romper alguna parte de ellos.

- Si un médico o un dentista dice que Usted necesita una cirugía para el dolor de la quijada, visite a otro médico para ver que dice.

Resequedad en la boca

¿Qué es?

La resequedad en la boca es cuando no hay suficiente saliva para mantener la boca húmeda.

¿Sabía usted?

* Todos tienen resequedad en la boca alguna vez. Puede suceder cuando Usted está nervioso o molesto o cuando está enfermo.

* Si Usted tiene resequedad en la boca por mucho tiempo, esto puede causarle problemas.

* Las personas con este problema tienen muchas caries en sus dientes. Esto puede suceder rápidamente.

¿Qué veo?

* Los labios pueden verse secos y rajados. Pueden sangrar.

* La lengua puede estar seca.

* Puede tener llagas en la boca.

¿Qué puedo hacer en casa?

* Cepíllese los dientes al menos dos veces al día y limpie diariamente los espacios entre los dientes con hilo dental. Si Usted tiene resequedad en la boca, puede tener caries en los dientes con mucha rapidez.

Resequedad en la boca

- Use un gel especial para la resequedad en la boca. Su dentista o farmacéutico le dirán cuáles puede usar.

- Cepíllese los dientes inmediatamente si come alimentos pegajosos.

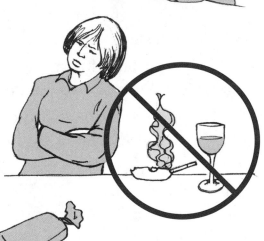

- Tome agua con frecuencia.

- Tome agua cuando come. Así será más fácil masticar y tragar.

- La cafeína puede causar resequedad en la boca. Evite bebidas con cafeína tales como:

  - Café

  - Té

  - La mayoría de las gaseosas (sodas).

- Evite el tabaco y el alcohol. Estos pueden causar resequedad en la boca.

- Coma caramelos sin azúcar. Esto ayuda a producir saliva.

- Evite las comidas 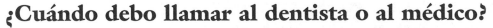 saladas o muy condimentadas si le hacen mal.

¿Cuándo debo llamar al dentista o al médico?

- Si Usted cree que tiene resequedad en la boca. El dentista puede querer darle una medicina para hacer que las glándulas salivales funcionen mejor.

- El dentista puede ordenar pasta de dientes con mucho flúor.

- El dentista o el médico puede darle un gel para mantener la boca húmeda.

- Llame a su dentista para tener su chequeo regular cada 6 meses.

¿Qué más debo saber?

- Usted puede tener infecciones en la boca.

- Usted tiene resequedad en la boca cuando la parte de su boca que produce saliva (glándulas salivales) no funcionan bien.

- Algunas medicinas para la presión alta o la depresión pueden causar resequedad en la boca.

- Usted puede tener resequedad en la boca por enfermedades como:
  - Diabetes
  - Parkinson
  - VIH/SIDA

- Las glándulas salivales pueden dañarse por la radiación de los tratamientos contra el cáncer. Algunos medicamentos contra el cáncer causan resequedad en la boca.

- Las heridas de la cabeza o del cuello pueden dañar los nervios que le dicen a las glándulas que produzcan saliva.

- La saliva le ayuda a Usted a digerir la comida. Protege la boca de los gérmenes que causan infecciones.

- La saliva ayuda a los dientes a evitar las caries.

Emergencias

11

Apuntes

Los dientes caídos

¿Qué son?

Se puede derribar un diente entero de la boca si Usted se golpea la cara con mucha fuerza contra algo. Sucede con más frecuencia en los dientes delanteros.

¿Qué veo?

- Usted verá un espacio donde estaba el diente.
- Usted puede ver sangre en el espacio.
- Usted puede ver el diente en el piso o en la boca.

¿Qué puedo hacer en casa?

- Llame al dentista inmediatamente. Diga que Usted tiene una emergencia. La acción rápida puede salvar el diente.
- Intente encontrar el diente derribado.
- No toque la raíz del diente. La raíz es la parte que normalmente está dentro de la encía. Sostenga al diente solamente por el extremo con el que mastica.
- Si Usted encuentra el diente, enjuáguelo suavemente con agua con sal o agua fría de la llave.

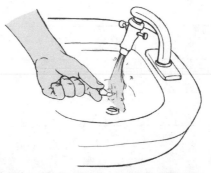

Los dientes caídos

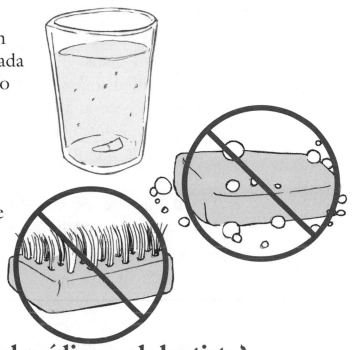

- Coloque el diente en una taza de agua salada o leche o en un trapo limpio mojado.
- Lléveselo al dentista inmediatamente.
- No use jabón.
- No frote ni refriegue el diente para quitarle suciedad.
- No deje que el diente se seque.

¿Cuándo debo llamar al médico o al dentista?

- Visite al dentista dentro de los 30 minutos después de que se le haya caido el diente. De este modo, Usted tiene muchas posibilidades de que pueda volver a ser colocado en la boca y salvado.
- Llame al número de emergencias de la clínica dental si el consultorio de su dentista está cerrado.

¿Qué más debo saber?

- El dentista puede limpiar el diente y colocarlo otra vez suavemente en su lugar.
- El dentista puede sujetar (entablillar) el diente a otros dientes para hacerlo más fuerte.
- El dentista puede recetarle medicamentos para detener las infecciones y el dolor.

Los dientes caídos

- El dentista puede decirle que Usted debe ver a un médico. Puede ser necesaria una vacuna contra el tétano para que no se enferme.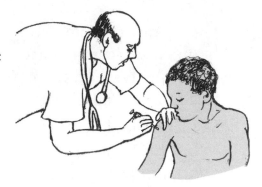

- Los dientes de leche no se deben volver a colocar en la boca cuando son caídos.

- Si un diente de leche es derribado, coloque un paño limpio y doblado o una gasa sobre el área que sangra. Asegúrese de que el niño no se atragante con el paño o la gasa. Haga que el niño muerda suavemente la gasa o el paño durante 15 minutos.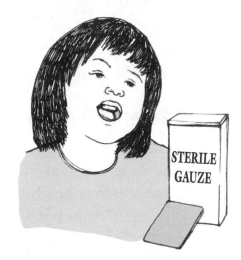

- Llame al dentista si sigue sangrando luego de 15 minutos.

- Los adultos y los niños deben usar protectores bucales cuando practican deportes. Esto ayuda a que los dientes no sean caídos.

Los dientes astillados o rotos

¿Qué son?

Los dientes astillados suceden cuando parte del diente se rompe. Puede ocurrir en un accidente o si Usted come algo duro como hielo o dulces duros. También puede suceder si Usted tiene una caries grande.

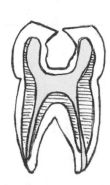

¿Sabía usted?

- Un diente con una caries puede romperse como una cáscara de huevo.

- Un diente que haya sido empastado puede astillarse o romperse si Usted muerde algo duro o rechina los dientes.

¿Qué veo?

- Si el diente se rompe un poco, Usted verá que falta una parte del diente.

- El diente puede no parecer roto. Usted puede sentir un borde filoso cuando su lengua toca esa zona. Se puede inflamar la lengua si Usted no puede dejar de tocar la zona.

- Puede suceder que Usted no vea la parte del diente que es visible (la corona) si esta se rompe. Puede quedar sólo la raíz.

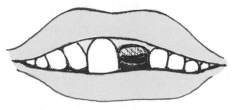

159

Los dientes astillados o rotos

¿Qué puedo hacer en casa?

- Llame al dentista.
- Enjuague la zona con agua tibia para limpiarla.
- Si el diente se rompe a causa de una caída, colóquese hielo en la cara para que no se inflame el área.
- Si Usted tiene el diente roto, llévelo al dentista. El dentista intentará salvar el diente.

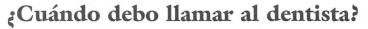

¿Cuándo debo llamar al dentista?

- Llámelo inmediatamente. El dentista puede decirle si Usted tiene que ir inmediatamente.
- El dentista puede decirle que vaya a una consulta normal si la rotura es pequeña. El dentista puede querer limar el diente y empastarlo.
- El dentista puede querer verlo a Usted inmediatamente si la rotura es grande. Usted puede necesitar un relleno o una corona.
- El dentista puede necesitar hacer un tratamiento del nervio si la parte interior del diente (el área del nervio) está lastimada.

- Si el diente no se puede arreglar, puede que el dentista tenga que sacárselo.

¿Qué más debo saber?

- Sostenga firmemente una gasa o una toalla de papel en la zona de la herida si Usted está sangrando a causa de una caída. No haga presión directamente en el diente. Presione sólo en las encías.

- Usted puede tener mucho dolor si el nervio está expuesto.

- **No tome** aspirinas.

- No coloque ningún medicamento sobre el diente o las encías.

- Si se lastima una muela, puede romperse una de las puntas superiores (cúspides) o puede haber una rajadura más profunda. El dentista puede hacer una corona si la rajadura no está en el espacio del nervio. El dentista hará un tratamiento del nervio y una corona si está en el espacio del nervio.

Los frenillos rotos

¿Qué son?

Los frenillos que se utilizan para corregir una mala mordida o dientes torcidos tienen frenos (brackets) y alambre. Estos alambres pueden soltarse y cortar las encías, las mejillas o los labios.

¿Qué veo?

- Usted puede ver que se sale un alambre u otra parte. Puede cortar los labios, las mejillas o las encías.

¿Qué puedo hacer en casa?

- Use la cera que le dio el ortodoncista para cubrir el alambre o el freno (*bracket*).

- **No intente quitar el alambre o el freno (*bracket*).**

¿Cuándo debo llamar al dentista o al ortodoncista?

- Llámelo inmediatamente para ver si Usted debe ir al consultorio.

162

Los frenillos rotos

- Puede no ser urgente si la parte suelta o rota no le molesta. Pero podría atragantarse si una pieza se suelta en la boca. Deje que el dentista o el ortodoncista decidan que debe hacer.

¿Qué más debo saber?

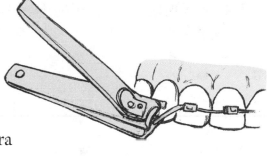

- El dentista o el ortodoncista pueden decirle que debe cortar el alambre muy cerca del frenillo con un alicate o tijera para uñas.

- Coloque cera si no puede cortar el alambre. Luego vea al dentista.

- Se pueden romper los frenillos o los alambres si come alimentos que son demasiado duros o pegajosos.

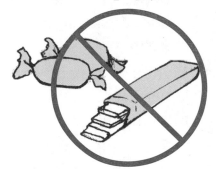

- No mastique dulces pegajosos ni goma de mascar si tiene frenillos.

- Evite los alimentos duros como el hielo y los dulces duros.

La mordedura de labios, mejillas o lengua

¿Qué es?

Cuando Usted tiene un accidente puede morderse las mejillas, los labios o la lengua.

¿Qué veo?

- La lengua o los labios sangran mucho.

¿Qué puedo hacer en casa?

- Enjuague la boca suavemente con agua fría.

- Muerda una gasa o paño limpio o una toalla de papel. Presione con firmeza la herida para detener el sangrado.

- Mantenga el paño en la herida. Presione firmemente.

- Tire de la lengua hacia adelante suavemente (como si la sacara) si es que está sangrando. Presione firmemente la gasa o el paño sobre la lengua.

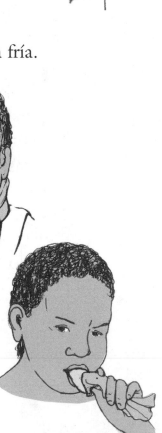

La mordedura de labios, mejillas o lengua

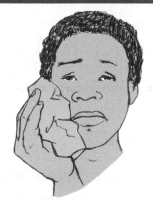

- Si hay una inflamación debido a una cortadura en los labios o en las mejillas, envuelva hielo en una toalla. Esto se llama compresa fría. Colóquela en la cara sobre la mejilla o el labio cortado.

¿Cuándo debo llamar al médico o al dentista?

- Llámelo inmediatamente. Diga que Usted tiene una emergencia.

- El dentista puede querer verlo inmediatamente si la herida todavía sangra luego de presionar la gasa durante 15 minutos.

- El dentista puede sugerir que Usted vea a un cirujano oral.

- El cirujano oral puede querer hacerle puntos (coser) para cerrar la herida para que sane más rápidamente.

¿Qué más debo saber?

- Si Usted no puede detener el sangrado y no puede contactar al dentista, **vaya inmediatamente a la sala de emergencias.**

- **Vaya a la sala de emergencias del hospital inmediatamente si Usted se rompe la quijada o se cae y se golpea la cabeza fuertemente.** Su quijada podría estar rota si los dientes no se juntan cuando Usted intenta cerrar la boca.

- Colóquese hielo en la cara para detener la inflamación.

La infección dental

¿Qué es?

La infección dental es una infección de la boca. Puede ser causada por una enfermedad grave de las encías o una caries no tratada por el dentista. Uno se puede morir por esto.

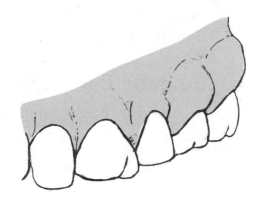

¿Qué veo?

- La cara se hincha del lado donde está la infección del diente.

- La hinchazón puede llegar a los ojos. Puede ir hacia el cuello.

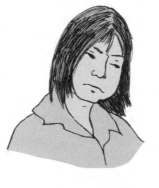

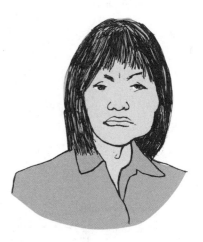

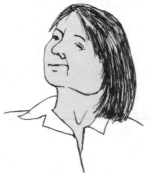

La infección dental

- Usted puede tener un fuerte dolor de dientes o muelas.
- La hinchazón puede ser tan grande que hace que la cara se vea mal.

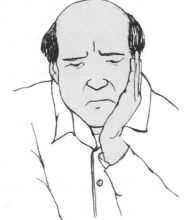

¿Qué puedo hacer en casa?

- **Llame al dentista inmediatemente** o vaya a la **sala de emergencias del hospital (ER).**

¿Cuándo debo llamar al dentista?

- Llame inmediatamente si Usted tiene una hinchazón.
- Si le duele una muela o un diente. Tendrá posibilidades de detener la infección si llama inmediatamente.
- El dentista puede querer que Usted vea a un cirujano oral. Este es un dentista especializado que podrá ayudarle.

¿Qué más debo saber?

- La hinchazón cercana al ojo puede ir al cerebro.
- La hinchazón cerca del cuello puede impedirle respirar.
- Usted puede morir si no recibe ayuda inmediatamente.
- Puede ser causado por una infección en una lengua perforada.
- Esta es una enfermedad muy grave y necesita ser tratada por el dentista.

La pericoronitis

¿Qué es?

La pericoronitis es la inflamación de la encía alrededor del diente cuando este está creciendo. Es dolorosa.

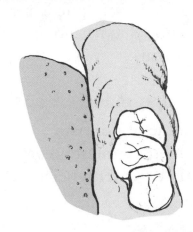

¿Sabía usted?

- Sucede cuando los gérmenes de la comida se atascan bajo la lengüeta de la encia que cubre el diente que está creciendo.

- Suele suceder en los molares de abajo que empiezan a salir a los 18 años. Se llaman muelas del juicio.

¿Qué veo?

- La lengüeta de la encía puede inflamarse mucho. Puede doler cuando la toca.

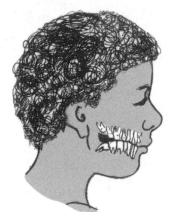

- Puede salir pus (un líquido verde amarillento) de la zona inflamada. Puede tener mal gusto.

- El área puede inflamarse tanto que duele al tocar debajo de la mandíbula.

- Puede sentir que el dolor de la boca se va a la cabeza.

¿Qué puedo hacer en casa?

- Puede ayudar enjuagarse la boca con agua salada muy tibia. Use ½ taza de agua y ½ cucharadita de sal tres veces al día. **Asegúrese de que el agua no esté tan caliente que le queme la boca.**

- Use la herramienta que le da su dentista para limpiar y enjuagar debajo de la lengüeta de la encía que le duele. Funciona como un utensilio de cocina que se usa para remojar el pavo en este caso se usa para enjuagar la zona.

¿Cuándo debo llamar al dentista?

- Llame al dentista inmediatamente. Diga que Usted tiene una emergencia Su dentista decidirá si Usted necesita ir al consultorio.

- El dentista puede querer recetarle un medicamento para asegurarse que la inflamación no empeore.

- El dentista limpiará las encías inflamadas. El dentista puede necesitar sacarle el diente.

¿Qué más debo saber?

- La inflamación y el dolor pueden empeorar si el diente de arriba toca la zona con dolor de la parte de abajo.

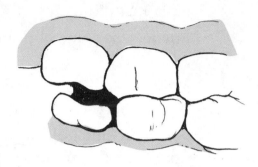

- Puede suceder otra vez a menos que el dentista arregle el problema.

- Llame al dentista inmediatamente. Puede ser difícil respirar.

- Puede ser necesario sacarle la muela del juicio si es la que causa el problema.

La comida atascada
entre los dientes

¿Qué es?

La comida puede atascarse entre los dientes. Puede causar dolor en los dientes o muelas.

¿Qué veo?

- Usted podrá ver una inflamación entre dos dientes.
- Puede sentir dolor pero no ver nada.
- Puede no ver nada pero sentir dolor cuando Usted toca las encías alrededor de los dientes.

¿Qué puedo hacer en casa?

- Si puede, quite suavemente la comida con hilo dental.
- Haga un doble nudo en el hilo. Coloque el hilo dental entre los dientes. Jale del hilo así el nudo pasa por entre los dientes.

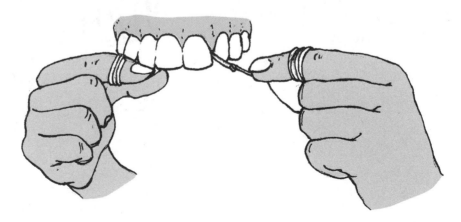

La comida atascada entre los dientes

- Nunca use algo afilado para quitar la comida que está atascada en los dientes. Nunca use un alfiler ni una aguja. Estas cosas pueden lastimar las encías.

¿Cuándo debo llamar al dentista?

- Si no puede quitar la comida. El dentista intentará quitarla con hilo dental. El dentista puede usar herramientas especiales para limpiar entre los dientes si el hilo dental no funciona.

¿Qué más debo saber?

- Nunca coloque aspirina ni ningún otro medicamento para el dolor sobre las encías cerca del diente que duele. Puede quemar las encías.

- Los granos de las palomitas de maíz generalmente se atascan entre los dientes. Use hilo dental con un nudo para quitar los granos de las palomitas de maíz.

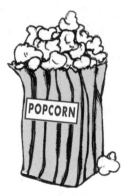

Las enfermedades y los dientes

12

Apuntes

Las enfermedades
y los dientes

¿Qué son?

Algunas enfermedades
pueden causar serios
problemas en las encías y en
los dientes. Dos de esos tipos
de enfermedades son la
obesidad (ser demasiado
pesado para el tamaño del
cuerpo) o la diabetes
(demasiada azúcar en la
sangre).

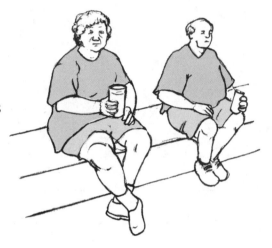

¿Sabía usted?

- Las personas obesas pueden tener encías inflamadas o
  que sangran.

- Puede suceder que Usted no sepa que tiene diabetes. Su
  médico puede ordenarle un análisis si él cree que Usted
  podría tener diabetes.

- Si Usted es obeso o tiene diabetes, visite a su medico y
  haga lo que él dice para mantenerse sano. Es muy
  importante perder peso y comer correctamente.

- Los chequeos médicos regulares pueden ayudar a
  descubrir si Usted tiene alguna enfermedad. Si Usted
  sabe tempranamente que tiene una enfermedad, podrá
  cuidarse mejor.

Las enfermedades y los dientes

¿Qué puedo hacer en casa?

- Cepíllese los dientes al menos dos veces al día y límpiese todos los días con un hilo dental los espacios entre los dientes. Hágalo después de las comidas y los bocadillos.

- Coma los alimentos que sean buenos para Usted. Coma los que su médico le recomiende.

- Haga ejercicio del modo que su médico le indique.

¿Cuándo debo llamar al dentista?

- Si su médico le ha dicho que Usted tiene una enfermedad como la obesidad o la diabetes.

- Si Usted cree que tiene la enfermedad de las encías o tiene dolor en sus dientes o encías.

- Hágase un chequeo dental cada seis meses.

¿Qué más debo saber?

- Hay muchas enfermedades que pueden causar problemas en los dientes y en las encías.

- Con algunas enfermedades es muy difícil saber si Usted está enfermo. Los chequeos regulares con el médico y el dentista son una buena idea.

- Las personas obesas tienen diabetes con más frecuencia.

- El sobrepeso y la obesidad no es lo mismo.

- Si Usted tiene enfermedades como la diabetes y no visita a su médico, Usted se puede enfermar gravemente de las encías. Se puede perder el hueso que mantiene a los dientes en su lugar.

Las enfermedades y los dientes

- Las personas con diabetes pueden tener resequedad en la boca. Esto causa más caries.
- La enfermedad de las encías y la obesidad aumentan las posibilidades de:
  - Ataque cardíaco
  - Derrame cerebral (embolia)
  - Tener la presión arterial alta
  - Algunos tipos de cáncer
  - Diabetes

Otras infecciones

¿Qué es?

Usted puede tener distintos tipos de infecciones en la boca.
Su dentista necesita revisar su boca para saber qué clase de
infección es y cómo tratarla. Algunas infecciones suceden
con más frecuencia en los niños y otras en los adultos.

¿Qué veo?

- Las encías pueden verse inflamadas, rojas o grises.
- Las encías pueden sangrar cuando Usted las presiona.
- Usted puede tener problemas para tragar y hablar.
- Usted puede tener mal aliento.
- Usted puede tener una fiebre tan alta como de
  104 grados F.
- Usted puede ver ampollas en la boca llenas de líquido
  amarillo o blanco.
- Los niños pueden tener dolor de cabeza o estar
  molestos.

¿Qué puedo hacer en casa?

- Usted puede necesitar comer una dieta líquida por
  unos días.
- El dentista le dirá si Usted necesita enjuagarse la boca
  con algo especial. Haga lo que el dentista le diga.

¿Cuándo llamo al dentista?

- Si su boca le duele, o Usted ve llagas en su boca o algún cambio en las encías.

¿Qué más debo saber?

- Algunas infecciones son contagiosas. El dentista le dirá si Usted puede contagiar a otras personas.

- Si Usted tiene una infección, el dentista le dirá cómo tratarla y en cuánto tiempo desaparecerá. Haga lo que el dentista le diga para combatir la infección.

Si Usted tiene un problema del corazón o una conyuntura artificial

¿Qué es?

Si Usted tiene cierto tipo de problema del corazón o conyuntura artificial, puede necesitar tomar un antibiótico antes de ir a ver al dentista. Los antibióticos son una clase de medicamentos que el dentista o el médico le receta.

¿Sabía usted?

- Si Usted no toma el antibiótico, usted puede desarrollar una infección o en el corazón o en la conyuntura.
- Los gérmenes de la boca que Usted no puede ver pueden viajar a través de la sangre hasta el corazón o a la conyuntura.

¿Qué puedo hacer en casa?

- Es necesario tomar los antibióticos una hora antes de la visita al dentista, por lo tanto, asegúrese de tomar el medicamento como le dice el dentista.

¿Cuándo debo llamar al dentista o a la clínica?

- Llame a su dentista si su médico dice que Usted tiene que tomar un medicamento antes de una visita al dentista.
- Su dentista trabajará con su médico para hacer lo mejor para Usted

- Su dentista o su médico le recetará un antibiótico.
- Dígale a su dentista si Usted es alérgico al antibiótico penicilina.

¿Qué más debo saber?

- Cualquier persona que haya tenido una enfermedad cardiaca reumática, un problema cardíaco cuando era un bebé o un reemplazo de una válvula del corazón o conyuntura deberá tomar un antibiótico antes de las visitas al dentista.

- Si su médico le dice que Usted tiene un prolapso de válvula mitral, Usted también deberá tomar un antibiótico antes de ir al dentista.

- El corazón tiene unas tapas llamadas válvulas que ayudan a bombear la sangre a través de todo el cuerpo.

- A veces, las tapas no funcionan bien y los gérmenes pueden entonces pegarse a las tapas y enfermarlo mucho.

- El antibiótico evitará que los gérmenes le hagan daño al corazón o a la conyuntura.

Las enfermedades del corazón y la boca

¿Qué es?

Una enfermedad del corazón es cuando el corazón se enferma y deja de funcionar bien. Usted puede morir si esto sucede.

¿Sabía usted?

* Los gérmenes de la boca pueden ir por la sangre al resto del cuerpo si Usted tiene la enfermedad de las encías. Esto puede dañar al corazón.

¿Qué veo?

* Usted puede ver o no que sus encías sangran cuando cepilla sus dientes o los limpia con hilo dental.

¿Qué puedo hacer en casa?

* Cepille sus dientes al menos dos veces al día y limpie diariamente los espacios entre los dientes con hilo dental. Use pasta de dientes con fluoruro (flúor).

* Dígale al dentista si Usted tiene resequedad en la boca. Los gérmenes crecen más rápidamente en una boca seca. Pregúntele al dentista que puede usar para la resequedad en la boca.

* Use enjuagues bucales o geles con fluoruro (flúor) para evitar que crezcan las caries en los dientes.

¿Cuándo debo llamar al dentista?

- Las encías pueden sangrar cuando Usted se cepilla o limpia los dientes con hilo dental.

- Llame para hacerse chequeos para asegurarse de que la boca esté sana. El dentista se asegurará de que Usted no tenga la enfermedad de las encías.

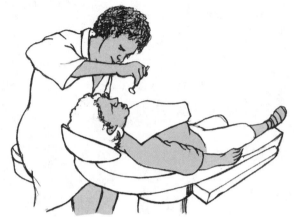

¿Qué más debo saber?

- Usted tiene más posibilidades de sufrir un ataque cardíaco si tiene la enfermedad de las encías.

- Asegúrese de decirle a su dentista si Usted tiene algún tipo de problema cardíaco antes de la visita. Esto puede afectar su tratamiento.

- Dígale a su médico si a Usted le han dicho que tiene la enfermedad de las encías.

Lista de palabras

A

- **ácido**— líquido fuerte que produce el cuerpo que puede hacer agujeros en los dientes.

- **amalgama**—relleno de color plata usado para empastar las caries (agujeros) en los dientes.

- **antibiótico**—droga utilizada para matar bacterias (gérmenes) y curar infecciones.

- **aparato**—un artefacto diseñado por el ortodoncista para corregir la mala mordida.

C

- **calcio**—elemento químico suave y de color blanco plateado que se encuentra en los dientes y huesos y que los mantiene fuertes.

- **caninos**—dientes que se encuentran al lado de los cuatro dientes delanteros. También llamados "colmillos".

- **carbohidratos**—parte de los alimentos que dan energía.

- **caries**—un agujero en el diente.

- **caries de biberón**—caries de los dientes delanteros de los bebés que ocurre cuando los líquidos dulces que el niño bebe de un biberón se quedan en la boca.

- **caries de la raíz**—caries o agujero en el "cuello" del diente.

- **cavidad**—el agujero en el que el diente entra dentro de la encía y el hueso.

- **cepillo de dientes**— pequeño cepillo con un mango largo que se sostiene con la mano para limpiar los dientes.

- **chupón**—objeto de goma con forma de pezón que los niños chupan en lugar del dedo pulgar.

- **cirujano dental**—dentista capacitado para sacar dientes y hacer cirugía en la boca.

- **compuesto**—una mezcla de plástico y un material parecido al vidrio usada para hacer rellenos.

- **conservador de espacio**—aparato que se coloca en la boca en el lugar de donde se cayó un diente de leche tempranamente para conservar el espacio del diente de adulto.

- **corona**—cobertura con forma de diente para cubrir un diente roto. También, la parte del diente que se puede ver por sobre la encía.

- **crecer**—salir de entre las encías. Cuando los dientes crecen, salen, de entre las encías.

- **cúspide**—la parte elevada de un diente posterior.

D

- **dentadura postiza**—conjunto entero de dientes postizos. Hay dentaduras de arriba y de abajo.

- **dentadura postiza parcial**—dientes postizos unidos a una base de plástico rosada o del color de las encías.

- **deshidratado**—falta de agua en el cuerpo.

- **desnutrición**—condición de mala nutrición debido a una dieta insuficiente, excesiva o desequilibrada. Cuando alguien tiene desnutrición, se enferma con más facilidad y su cuerpo no se desarrolla apropiadamente.

- **diabetes**—enfermedad en la que hay mucha azúcar en la sangre.

- **diabético**—persona que sufre de diabetes.

Lista de palabras

- **dientes de adulto**—también llamados dientes definitivos. Estos dientes se forman en las encías de los niños, debajo de los dientes de leche y empujan a los dientes de leche cuando están listos para salir. Los dientes de adulto ya han crecido completamente a la edad de 14 años. Luego crecen las muelas del juicio. Son 32 dientes de adulto.

- **dientes de leche**—los dientes que comienzan a crecer aproximadamente entre los cuatro y seis meses de edad y continúan creciendo hasta que los 20 dientes hayan crecido a la edad de tres años. Estos dientes son temporarios y comienzan a caer a la edad de cinco ó seis años y son reemplazados por los dientes de adulto. Los dientes de leche son muy importantes.

- **dientes permanentes**—Segundo grupo de dientes que reemplazan a los dientes primarios (de leche).

E

- **embarazada**—cuando una mujer tiene un bebé creciendo dentro de ella.

- **embarazo**—el tiempo que una mujer está embarazada.

- **encías**—la parte rosada debajo de los dientes.

- **enfermedad de las encías**—enfermedad (infección) de las encías y del hueso que sostiene a los dientes en su lugar.

- **enhebrador de hilo**—herramienta de limpieza para los puentes.

- **enjuague bucal**—líquido que ayuda a quitar los gérmenes cuando se lo agita en la boca.

F

- **fluorosis**—manchas color café o blancas que se forman en los dientes de adultos si se recibe mucho fluoruro (flúor) cuando niño.

- **fluoruro (flúor)**—mineral que ayuda a detener las caries al fortalecer a los dientes.
- **freno**—partes de los frenillos.
- **fumadores pasivos**—personas que respiran el humo que sale de un cigarrillo encendido, una pipa o un puro. También son los que respiran el humo que sale de la boca de los fumadores.

G

- **gasa**—tela tejida muy fina que se usa como venda.
- **gingivitis**—encías rojas e inflamadas que sangran fácilmente cuando hay mucha placa dental.
- **gingivitis durante el embarazo**—problema con las encías durante el embarazo. Las encías pueden volverse más rojas, doler, verse infamadas o sangrar.
- **grasa**—parte de los alimentos que da energía y que el cuerpo guarda para mantenerse caliente.

H

- **herpes simple**—virus que causa una llaga en la piel. También se le llama llagas o aftas.
- **hilo dental**—cordel especial usado para limpiar entre los dientes. También se llama seda dental.

I

- **incisivos**—los ocho dientes delanteros.
- **incrustado**—diente que se atasca debajo de las encías.
- **implante dental**—poste de metal colocado en el hueso debajo de la encía con un diente postizo sobre el poste.
- **infección**—enfermedad causada por gérmenes.

- **infección dental**—inflamación de la boca causada por una infección. La infección dental puede extenderse a otras partes del cuerpo tales como la cabeza y el cuello. Pone en peligro la vida.

- **inflamación**—hinchazón.

L

- **labio partido**—defecto de nacimiento que parece una gran apertura en la que los labios del bebé no crecieron juntos.

- **lengua**—el músculo móvil en el medio de la boca que ayuda a sentir el gusto, a tragar los alimentos y también ayuda a hablar.

- **lengua fisurada**—lengua que se ve arrugada o que tiene surcos profundos y superficiales. Esto no causa daño.

- **lengua geográfica**—lengua que parece el mapa de un país. No causa daño y desaparece.

- **limpieza con hilo dental**—proceso de limpiar con hilo dental los espacios entre los dientes y las encías.

- **limpiador de lengua**—pequeño rastrillo de plástico que se usa para limpiar la parte superior de la lengua.

M

- **mala mordida**—cuando los dientes, los labios y la quijada no se alinean de la manera que deberían.

- **minerales**—parte de los alimentos que es importante para que el cuerpo crezca y esté activo.

- **molar**—diente plano y ancho en la parte posterior de la boca que se usa para aplastar, triturar y moler los alimentos en trozos pequeños para poder tragarlos.

- **molares de los seis años**—muelas posteriores más grandes que salen cuando el niño está en primer grado.

- **molde de mordida**—objeto hecho por el dentista que lo usa un persona para dejar de rechinar los dientes.
- **muelas del juicio**—los terceros molares (molares de los 18 años) que son los últimos dientes en salir en la parte de atrás de la boca. Estos dientes generalmente crecen entre las edades de 17 y 21.

N

- **nervios**—fibras finas adentro de los dientes que le permiten sentir calor, frío o dolor.
- **nutrientes**—proteínas, minerales y vitaminas. Los nutrientes son necesarios para estar fuerte y sano.

O

- **obesidad**—cuando una persona tiene demasiada grasa en el cuerpo.
- **obeso**—muy gordo.
- **ortodoncia**—tratamiento de la mala mordida con uso de frenillos y otros elementos.
- **ortodoncista**—dentista capacitado para alinear los dientes y la quijada.

P

- **paladar partido**—defecto de nacimiento en el que la parte de arriba o techo de la boca del bebé no se junto correctamente y no se cerró.
- **pasta de dientes**—crema que se coloca en el cepillo de dientes para ayudar a quitar los gérmenes de su boca y limpiar los dientes.
- **pérdida de hueso**—pérdida de la fuerza del hueso.

Lista de palabras

- **pericoronitis**—inflamación de la encía en la que está creciendo una muela.

- **placa**—gérmenes pegajosos en los dientes.

- **porcelana**—material parecido al vidrio que se usa para las coronas.

- **porta hilo**—herramienta de plástico que sostiene el hilo por Usted. A veces se llama tenedor de hilo dental.

- **protector bucal**—bandeja de plástico blanda que se coloca sobre los dientes superiores para proteger la boca durante la práctica de deportes.

- **proteína**—parte de los alimentos que ayuda a desarrollar los músculos.

- **puente**—uno ó mas dientes postizos usados para reemplazar a los dientes faltantes.

- **pus**—líquido espeso amarillo o verde que sale de una infección. Puede tener mal olor.

R

- **Radiografías**—fotos de los dientes o de los huesos.

- **rechinar dientes**—apretar y frotar los dientes entre sí, generalmente cuando se duerme.

- **resequedad en la boca**—falta de saliva para mantener la boca húmeda.

- **retenedor**—aparato que se usa en la boca para ajustar la mala mordida o para mantener la mordida fija.

S

- **saliva**—el líquido que está en la boca.

- **seda dental**—cordel especial usado para limpiar entre los dientes. También se llama hilo dental.

- **sellador**—cobertura de plástico que se coloca sobre los dientes para ayudar a protegerlos de las caries.
- **surco**—espacio largo y angosto en la superficie de la lengua.

T

- **tétano**—enfermedad grave causada por bacterias (gérmenes) que entran dentro de una herida. Hay vacunas para evitar el tétano.
- **tetraciclina**—droga que ayuda a combatir las infecciones.
- **tratamiento del nervio**—hecho por el dentista para limpiar y reparar la zona del nervio de un diente.

U

- **úlceras de la boca**—también llamadas llagas. Pequeños bultos dolorosos que se forman en la boca debido a alergias a comidas, estrés, malos habitos de comer o trauma.

V

- **vitaminas**—parte de los alimentos que es importante para crecer y mantenerse activo.
- **vómitos**—expulsar por la boca los alimentos que ya se habían comido

El contenido de este libro de la A a la Z

A

accidentes 3–5, 83–84
accidentes de los dientes 83–84
ácido 19, 54
ácido fólico 51, 59
ADA sello de aceptación 35, 54, 144
adultos 130–153
adultos (permanentes) dientes de 11, 95–97
alcohol durante el embarazo 58, 60
alcohol en el enjuague bucal 40
alcohol y los dientes 3, 79
alergia a la penicilina 179
alimentación correcta durante el embarazo 58–60, 65
alimentos atascados entre los dientes 171–172
alimentos saludables para adolescentes 121
almidones 19, 24, 54
American Dental Association 35, 54, 144
ampollas 85, 108–109
antibióticos 178–179
aparato 102

asfixia por atragantamiento, 124
asientos de seguridad para niños 3–4, 5
asientos para automóvil 3–4
Asociación Dental Estadounidense 35, 54, 144
aspirina 107, 161, 172
ataque cardíaco, 176
azúcar 10, 19, 24, 54, 63, 125

B

babeo 78
bandas de goma 116
bebidas gaseosas 114, 152
besar 70, 109
bicarbonato de soda 64
bicúspides 9
boca 7–15
bolsillo 23
bronquitis, 110

C

café 152
cafeína, 152
calcio 51, 59, 114
cálculo 26–27

cáncer 126, 128, 153, 175

cáncer de la boca 126, 128

caninos 9

cara hinchada 140, 166–167

carbohidratos 46, 48, 50

caries 18–19

caries de biberón 71–73

caries de la primera infancia 71–73

caries durante el embarazo 63–64

casco 6, 104

centro de para el control de intoxicaciones 2, 40

cepillado 30–32

cepillo de dientes 30–33

cepillos de dientes eléctricos 32

chupar el pulgar 80–81, 100

chupón 3, 73, 80–82, 100

cirugía para el dolor de la quijada 150

cirujano oral 119, 165, 167

cloruro de zinc 44

colmillos 9

comer con dentaduras postizas 147

compresas de calor 150

compresas de hielo 150

compresas frías 84

consejos de seguridad 2–6

corona 135–137

crema para las dentaduras postizas 147

cuidado y limpieza dental 30–44

cuidado de los dientes de leche 68–70

cuidado de los dientes del bebé 68–70

D

dentaduras parciales 143–145

dentaduras parcialmente móviles 143–145

dentaduras postizas 43, 143–148

dentición 3, 78–79

depresión, 153

derrame cerebral, 176

desnutrición 71

diabetes 44, 153, 174–175

dientes 8, 9–11

dientes astillados 159–161

dientes de leche 11, 91–94

dientes de leche y fluoruro (flúor) 74–75

dientes de los adolescentes 44, 114–128

dientes de los niños (desde el nacimiento hasta los cinco años) 68–86 dientes de los niños (edades de seis a once años) 88–111

dientes caídos 83, 84, 90, 155–158

dientes faltantes 132–134, 138, 139

dientes permanentes 11, 95–97

dientes postizos 43, 143–148

dientes rotos 135, 159–161

dientes torcidos 100, 102, 115, 116, 133

dieta saludable 46–48

dióxido de cloro 44

dolor de dientes 10, 19, 140, 167, 171

dolor de dientes durante el embarazo 60, 63, 65–66

dolor de la quijada 149–150

drogas callejeras 59

dulces 50, 101, 136, 152

E

ejercicio 120, 121, 175

ejercicios para el dolor de la quijada 150

embarazo 56–66

emergencias 84, 124, 156–172

encías 8, 12–13

encías durante el embarazo 60, 61–62

encías hinchadas 13

encías inflamadas 168, 169, 170

encías lastimadas 22, 23, 61

encías rojas 13, 22, 61

endodoncista 142

enfermedad cardíaca reumática 180

enfermedad de las encías 22–23

Enfermedad de Parkinson 153

enfermedad de pie-mano-boca 85–86

enfermedades de los pulmones 110

enfermedades y los dientes 174–181

enhebrador de hilo dental 139

enjuagar la boca 39–40

enjuagues bucales 39–40

espaciador 94

etiquetas de los alimentos 49

F

farmacéutico 152

fiebre 79, 86

fluorosis 54, 75

fluoruro (flúor) 52–54

fluoruro (flúor) y los dientes de su bebé 74-75

fósforo 51

frenillos 40, 100–102, 116–117, 162–163

frenillos rotos 162–163
frutas 48, 49, 50, 59
fumar pasivamente 110–111

G
gasa 84, 92
gel anestésico 3, 79, 107
gel para anestesiar 3, 79, 107
gel para la resequedad en la
    boca 152, 153
gingivitis 20–21, 25, 57, 61
granos 47, 48
granos de palomitas de maíz 172
grasas 46, 47, 48

H
higienista 26, 38, 52
higienista dental 26, 38, 52
hilo dental 36–38
hilos 82, 91
hinchazón 84, 119, 140, 166,
    167
hormonas 62
hueso de la quijada 13, 22

I
implantes 132
infección dental 166–167
infecciones 177–178
infecciones de la boca 177–178
ionómeros vítreos 130

L
lactancia 62, 72
lastimaduras 104
lavado de manos 86
leche 47, 49, 59, 71, 72
lengua 8, 14–15
lengua fisurada 15
lengua geográfica 15
lengua hinchada 124
limpiador de dentaduras
    postizas 144
limpiador de lengua 14, 41,
    42, 63
llagas 106–107
llagas por herpes 108–109
llagas por herpes simple
    108–109

M
mal aliento 23, 25, 42–44, 125
mala mordida 100–102,
    116–117
manchas en los dientes de
    adulto 97
manchas en los dientes de los
    adolescentes 117, 125
manchas en los dientes de los
    bebés 69, 71, 73, 75, 97
mandíbula rota 165
masajes de las encías 20, 21

El contenido de este libro de la A a la Z

mascar tabaco 125–126
masticar hielo 117
mentonera 116
minerales 49–51
molares 88–90, 118–119
molares de los seis años 88–90
mordedura de mejillas
    164–165
morderse la lengua 164–165
morderse los labios 164–165
morderse los labios, las mejillas
    o la lengua 164–165
muelas del juicio 44, 118–119,
    168, 170

N
nicotina 111, 126

O
obesidad 174–175
oler/aspirar 125–126
ortodoncista 101–102, 116,
    162–163

P
paños 68, 69, 79, 84
pasta de dientes 34–35
penicilina 179
pérdida de los dientes de leche
    91–92

pérdida temprana de los dientes
    de leche 93–94
perforaciones en el cuerpo
    123–124
pericoronitis 168–170
píldoras 24, 49, 50, 52, 53, 75
placa 24–25
placa dental 24–25
porta hilo dental 37, 38
presión alta de la sangre 153,
    176
problemas con la alimentación
    115, 120–122
problemas del corazón
    179–182
problemas del habla 73, 94,
    144, 147
productos lácteos 59
prolapso de válvula mitral 180
protectores bucales para
    deportes 6, 10, 103–105,
    158
proteínas 46, 47, 48
puente 132, 138–139
puertas para niños 5
pulmonía, 110
pulpa 140
pus 168

Q
quiste 119

El contenido de este libro de la A a la Z

R

radiografías 18, 64, 66, 141
raíces 88, 93, 125
rechinar dientes. 149, 150
rellenos compuestos 130
rellenos de plata 130
rellenos dentales 130–131
resequedad en la boca 151-153
retenedor 117

S

sala de emergencias del hospital
    165, 167
saquito de té 92
sarro 26–27
sarro dental 26–27
selladores 90, 98–99
sueño 72, 73
surcos 15

T

tabaco con humo 127–128
tabaco para fumar 127–128
tabaco sin humo 125–126
tapas 135–137
tapas de tomacorrientes 5
té 152
tenedor para hilo dental 96
tetraciclina 66

tratamiento con radiación
    contra el cáncer 153
tratamiento del nervio
    140–142
Tylenol 86, 107, 141

U

úlceras de la boca (llagas de la
    boca) 69, 71, 77, 106–107,
    151

V

vaso con popote (sorbete) 72
venenos 4
verduras 48, 49, 50, 59
VIH/SIDA 153
virus 85, 108–109
visita al dentista para el bebé
    76–77
visita del bebé al dentista
    76–77
vitaminas y minerales 49–51
vómitos 64, 120, 122

Personas a las que queremos agradecer

Queremos agradecer a las siguientes personas por su colaboración para la realización de este libro:

Laura Arredondo
Albert E. Barnett, M.D.
Sheldon D. Benjamin, D.M.D.
Maria Cabrera
Emma Cannon
Sophie Cannon
W. Joseph Cannon, D.D.S.
Gina Capaldi
Judith Connell, Dr.P.H.
Jim Crall, D.D.S.
Justin Do, D.D.S.
Leticia García
Maria García
Liana Gergely
Talia Gergely
Kathleen Gibbons
Sandra Gonzalez
Stephanie Hoefer
Cynthia Holmberg, B.A.
Erika Jimenez, CNA
Gloria G. Mayer, R.N., Ed.D.
Carolyn D McLean, R.D.H.A.P.
Jorge H. Mestman, M.D.

Olga Montes
Alma Morales
Roseann Mulligan, D.D.S., M.S.
Steven A. Myers, D.D.S.
Elizabeth Ortega
Sandra Oviedo, A.A.
Alicia Pacheco, A.A.
Dolores Ramos, R.D.H.A.P., B.S.
Elvira Diane Rivas
Mirna Rivera
Ruth Sanchez
Donna Bell Sanders, M.P.H.
Gail E. Schupak, D.M.D.
Gail Strahs, D.D.S
Max Toledo
Michelle Upchurch
Michael Villaire
Carmen Villalobos
Carolyn Wendt
Shawn E. Wild, R.D.H., A.S.
Jackie Zazueta, B.S.
Christine T. Zwiebel, R.D.H.

Otros Libros de la Serie

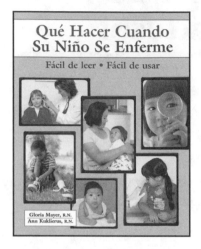

ISBN 978-0-9701245-1-7
$12.95

Qué Hacer Cuando Su Niño Se Enferme* **

Hay mucho que puede hacer para su hijo en su casa. Finalmente, un libro que es fácil de leer y fácil de usar, escrito por dos enfermeras informadas. Este libro le dirá:

- Qué observar cuando su hijo se enferme
- Cuando llamar al doctor
- Como tomarle la temperatura
- Qué hacer cuando a su hijo le da la gripe
- Como curar cortadas y raspaduras
- Qué comidas prepararle a su hijo cuando se enferma
- Como parar infecciones
- Como prevenir accidentes en la casa
- Qué hacer en casos de emergencia

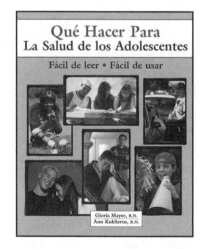

ISBN 978-0-9701245-3-1
$12.95

Qué Hacer Para La Salud de los Adolescentes*

Los años de la adolescencia son duros para los padres y para los adolescentes. Hay muchas cosas que usted puede hacer para ayudar a su adolescente. Al fin, un libro fácil de leer y fácil de usar escrito por dos enfermeras. Este libro le explica sobre:

- Los cambios en el cuerpo de los adolescentes.
- Cómo prepararse para los años de la adolescencia.
- Cómo hablar con su adolescente.
- Cómo acercarse a su adolescente.
- Cómo ayudar a su adolescente en sus tareas escolares.
- El noviazgo y las relaciones sexuales.
- Cómo mantener a su adolescente sano y salvo.
- Los síntomas de los problemas y dónde obtener ayuda.

También está disponible en inglés* y vietnamese, chino y coreano.
Para ordenarlo, llame al (800) 434-4633.**

Otros Libros de la Serie

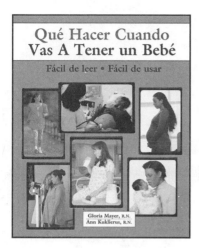

ISBN 978-0-9701245-7-9
$12.95

Qué Hacer Cuando Vas A Tener un Bebé*

Hay muchas cosas que una mujer puede hacer para tener un bebé saludable. Este es un libro fácil de leer y fácil de usar escrito por dos enfermeras que te explica:

- Cómo prepararte para el embarazo.
- La atención médica necesaria durante el embarazo.
- Cosas que no debes hacer estando embarazada.
- Cómo debes cuidarte para tener un bebé saludable.
- Los cambios físicos de cada mes.
- Cosas simples que puedes hacer para sentirte mejor.
- Señales de peligro y que hacer al respecto.
- Todo sobre el parto.
- Cómo alimentar y cuidar a tu nuevo bebé.

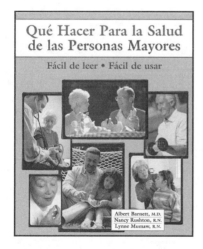

ISBN 978-0-9701245-5-5
$12.95

Qué Hacer Para la Salud de las Personas Mayores* **

Hay muchas cosas que usted puede hacer para encargarse de su propia salud durante los años de su vejez. Este libro le explica:

- Los cambios del cuerpo cuando uno envejece.
- Los problemas de salud comunes de los mayores.
- Cosas que uno debe saber sobre los seguros de salud.
- Cómo conseguir un médico y obtener atención médica.
- Cómo comprar y tomar los medicamentos.
- Qué hacer para prevenir las caídas y los accidentes.
- Cómo mantenerse saludable.

También está disponible en inglés* y vietnamese.**
Para ordenarlo, llame al (800) 434-4633.